NMN的逆齡奇蹟

劉景仁博士 —— 著

晨星出版

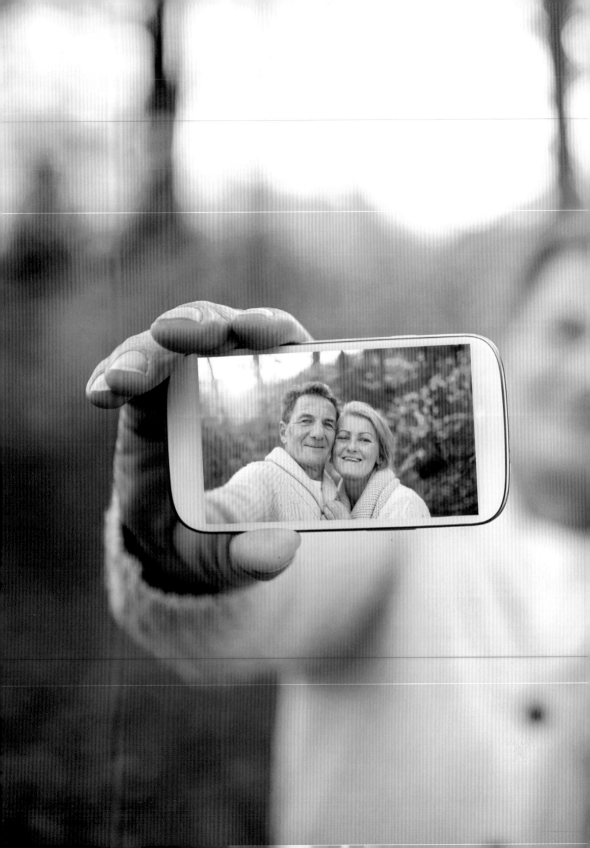

前言

年輕的時候，人們很少想到「年老」。但是一旦過了中年，當身體逐漸出現衰老跡象之後，人們就會開始思考年老之後的生活，積極的人更是會思考如何健康的度過餘生。年輕時，大多數的人為了生活打拼，等到終於財富自由，多半早已步入老年。幸運的話，身體尚未患有影響生活品質的疾病，但是離生命的終點卻也不遠了。

在《蘋果花》這首日本演歌裡，津輕少女看到白色的蘋果花被風吹散，想起在東京死去的母親，難過的哭了，悲傷到無法説出話來。這也是人們面對人生最終命運的一聲嘆息。

日本經營之神松下幸之助在七十三歲時參加朋友家舉行的小孩「成人式」。面對一群朝氣蓬勃的年輕人，他説：「如果我能夠再像你們這麼年輕，我願意拋棄已有的一切來換取它。」

「青春小鳥一去不復返」，至少在今天之前我們都這麼認為。然而，這個想法即將被改變。

目次

第 **9** 章

肺與氣管疾病　081

第 **10** 章

腎臟疾病　087

第 **11** 章

神經系統疾病　091

第1章

NMN 是什麼？

近一兩年來，網路或電視上常看到 NMN 的廣告，販售人員引用各種各樣的說辭，有些是真的，有些是假的，令人不知如何取捨這些氾濫的資訊。由於 NMN 確實對於壽命及健康有巨大的影響，因此從二〇二〇年開始，我從查閱科學文獻中逐漸對這個小分子有更進一步的了解。我的感覺是，美國奠定了 NMN 的重要性，中國進一步證明其許多功效，日本則努力開發生產的方法。當然其他國家的科學家也都做出了一些貢獻。因此本書的目的是盡可能搜索到相關的研究報告，做一個概括的論述。

人體內的天然化合物——NMN

煙醯胺單核苷酸（Nicotinamide mononucleotide, NMN）是在人體內可發現到的天然化合物，它也存在於多種食物中。NMN 是 NAD$^+$ 的直接前驅物（Precursor，或稱為前體）。

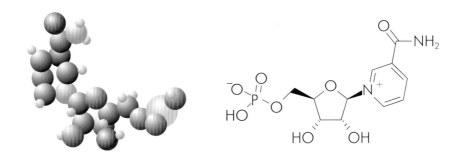

▲ 煙醯胺單核苷酸，分子量 334 克／莫耳。（左圖為 3D 模型；右圖為它
的化學結構）

　　一九六三年，研究員首次提出 NMN 激活了新發現的 DNA 依賴
性聚腺苷酸合成核酶，開始了一系列關於聚 ADP 核糖和聚 ADP 核
糖聚合酶（PARP）的核酶的研究。上個世紀整個六〇年代的深入研
究，幫助科學家了解連接菸酸、煙醯胺和 NMN 的生物合成途徑。

　　經由這項初步研究，科學家開始了解 NMN 和 NAD⁺ 在細胞代謝
和氧化還原反應中的重要作用。二〇〇〇年開始，人們對 NMN 和
NAD⁺ 重新產生了興趣，當時研究人員發現這些化合物與具有修復
DNA 活性的 Sirtuin（去乙醯酶）有關，對於抗衰老能發揮積極作用。

能量代謝不可或缺的一員——NAD$^+$

煙醯胺腺嘌呤二核苷酸（Nicotinamide Adenine Dinucleotide,
NAD）是一種重要的輔酶，NAD$^+$是它的氧化態，它參與各種能量代
謝途徑，包括糖的酵素分解、氧化和氧化磷酸化等。

在小鼠實驗裡，NMN 透過細胞膜上的 Slc12a8 轉運蛋白，於十
分鐘內透過小腸進入組織細胞，轉化為 NAD。它是組蛋白去乙醯酶
（Sirtuin）和聚腺苷二磷酸核糖聚合酶（Poly ADP-ribose Polymerase,
PARP）的輔助因子，能對下游標靶蛋白發揮作用，最有名的例子是激
活 Sirtuin，即俗稱的長壽基因，經證明可調節生物體壽命、氧化壓力
和 DNA 損傷。PARP 在發炎反應和 DNA 損傷中也扮演重要的角色。

不同食物中的 NMN 含量

二〇一六年，美國華盛頓大學今井真一郎教授的研究團隊在《細
胞代謝》期刊報導，煙醯胺單核苷酸的長期給藥可減輕小鼠與年齡相
關的生理衰退。在此研究中也發現，NMN 存在於一些日常天然食物
當中，例如毛豆（未成熟的黃豆）、青花菜、黃瓜和高麗菜等，每
100 公克蔬菜中含有 0.25-1.88 毫克；酪梨和番茄等水果則是每 100
公克含有 0.26-1.60 毫克；生牛肉和蝦則含量相對較低。

人類紅血球總共含有約 50 毫克 NMN，生理相關量的 NMN 可從
各種日常食物來源中吸收，並且有助於人體維持 NAD$^+$生物合成和許
多生理功能。

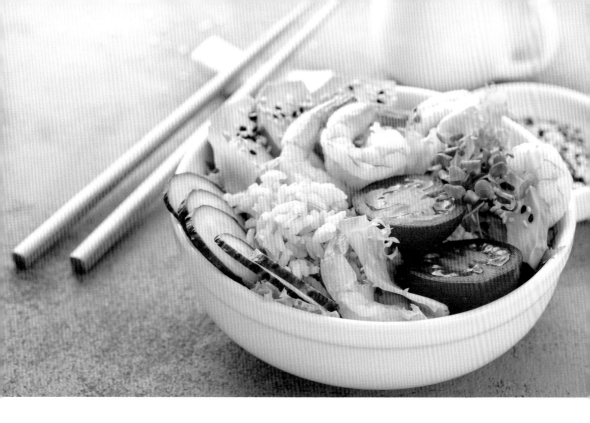

食物名稱	NMN 毫克／100 克食物
毛豆	0.47-1.88
酪梨	0.36-1.60
青花菜	0.25-1.12
蘑菇	0.00-1.01
高麗菜	0.00-0.90
黃瓜	0.56-0.65
牛肉	0.06-0.42
番茄	0.26-0.30
蝦子	0.00-0.22

▲ 食物中的 NMN 含量。

如何生產製造 NMN ？

如果工廠要大量生產，一般會採用以下幾種製備技術：

（一）化學合成

根據網路上〈製藥在線〉的文章，藥物化學博士雲天展示了兩個 NMN 化學合成工藝。第一個是以三苯甲醯基核糖為起始原料，經由溴取代、煙醯胺取代、去苯甲醯基、磷酸化四個反應步驟而製得 NMN。第二個化學合成方法是以乙醯核糖為起始原料，經由溴取代、煙醯胺取代、去乙醯基、磷酸化四個反應步驟而得到 NMN。

（二）酶合成

此合成工藝是以煙醯胺、腺核苷三磷酸、核糖為起始原料，利用核糖激酶、NAMPT、以及核糖磷酸焦磷酸激酶來催化合成 NMN，反應轉化率可達百分之八十至百分之百。

（三）乳酸菌發酵

目前含有 NMN 的商業產品價格非常高，因為工業上有效生產 NMN 的簡便方法有限。二○二一年四月，日本靜岡大學在《科學報告》期刊揭示了嗜果乳酸菌生產煙醯胺單核苷酸的方法。從一百七十四株厭氧乳酸菌中獲得了三個候選者。它們都屬於果桿菌屬乳酸菌，在厭氧乳酸發酵中，添加果糖會導致 NMN 和 NR 在細胞內累積。煙醯胺磷酸核糖轉移酶 NAMPT 通常存在於哺乳動物中，但在

微生物中報導較少，它是嗜果乳酸菌產生 NMN 和 NR 的關鍵酶。

（四）大腸桿菌基因工程（二〇一八年）

二〇一八年，羅馬尼亞布加勒斯特大學在《科學報告》期刊報導了從細菌中純化 NMN 的方法。最近的動物研究則報告了透過使用 NAD^+ 前驅物——NMN，成功逆轉二型糖尿病的測試。然而，目前 NMN 的價格高昂，因此需要更有效、更具成本效益的生產方法。

過去，NMN 是透過從煙醯胺來製備，這種方法僅可少量產出 NMN。現在，NMN 可透過微生物生物技術取獲。為了降低 NMN 的高成本並提高純度，需要創新並優化當前生產方法。在這項研究中，重點是生物技術過程的下游部分。

作者在研究中提出了生產新方法，簡單、無專利，可直接適用於工業生產，只需最少的工業放大程序，消除多個色譜步驟，簡化裂解物過濾和澄清步驟，預計可大幅降低 NMN 的生產成本，並將 NMN 的純度提高到適合人類使用的水準。其研究團隊利用質粒加入煙醯胺磷酸核糖轉移酶、煙醯胺和磷酸核糖焦磷酸合成酶，能夠以每一公升細菌培養物約有 15 毫克的產量來生產 NMN。

（五）大腸桿菌基因工程（二〇二一年）

二〇二一年五月，日本神戶大學在《新陳代謝工程》期刊發表一篇論文，標題為〈從葡萄糖和煙醯胺中選擇性生產煙醯胺單核苷酸的設計〉。

他們使用大腸桿菌，開發出了一種全細胞生物催化劑，能從廉

價的原料葡萄糖和煙醯胺中，高效率生產 NMN。研究中確定了兩種轉運蛋白 NiaP 和 PnuC，以及一種高活性關鍵酶 NAMPT。NMN 的產量比從前報導的要高很多，即葡萄糖、煙醯胺可產出 6.79 公克 / 公升的 NMN。結果表明，此技術能以低成本大量生產出高質量的 NMN。

微生物	策略	NMN 產量 （毫克 / 公升）	發表年份
大腸桿菌	過度表達 NadV、Prs	15.4	2018
大腸桿菌	過度表達 NAMPT、NiaP、 PnuC、Pgi	6790.0	2021

▲ 新技術將 NMN 產量提高 400 倍。

各國針對 NMN 的銷售法令

- **美國** ——NMN 作為膳食補充劑是合法的，但未被指定為「通常被認為是安全的」。
- **英國** ——含有 NMN 的產品目前可在英國境內銷售。
- **加拿大**——目前 NMN 在加拿大不可銷售。沒有公司獲得允許銷售 NMN 的天然產品編號。

- **日本** ——含有 NMN 的產品目前可在日本國內銷售。
- **中國** ——目前有幾種含有 NMN 的補充劑在中國有售。
- **澳洲** ——NMN 目前在澳洲有售。

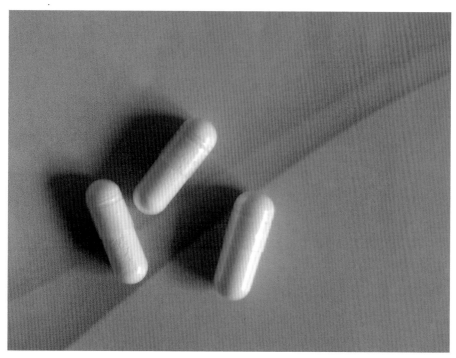

▲ NMN 膠囊，每粒含 300 毫克 NMN。

NAD 與老化的關係

　　人在嬰兒時期，每天都在成長，等到過了少年、青年，在成年後卻開始走下坡，每天都在衰老。其中有的人不顯老，原因可能是遺傳、飲食及生活習慣所造成，而那些顯老的人，一定是在生活中吸收了太多負面的影響，例如睡眠不足、飲食不健康等。如果有辦法讓老化過程變緩慢，讓我們在有限的生命中多看一些經典的電影，多聽一些觸動心靈的音樂，盡量做到如海洋般遼闊的閱讀，那將會是一種幸運。

　　如同史提夫麥昆在《惡魔島》電影中，逃出小島後在大海上躺在椰子綁成的浮具上對著上天說的：「你這個混帳東西，我仍然在這裡啦！」（Hey you bastard, I'm still here!）

　　所以，我們要如何活得夠久來對付上天注定給我們的「老化」這個包袱呢？

「年老」在不同地區的定義

　　二〇二〇年第一次抵達蘭嶼時，眼睛立刻被寶藍色的海水和青翠繁茂的森林所吸引，心想這個熱帶島嶼簡直可以跟夏威夷劃上等號。二〇二一年飛魚季時，再次來到這個想念已久的美麗離島，想體驗達悟族人的夜撈飛魚，沒想到自己是以「老人」的身分參與。

　　根據中央社記者二〇一四年的一篇報導，蘭嶼的達悟族人超過五十五歲就算老人。「臺灣安寧照顧基金會指出，原住民族的平均壽命比平地人少活十年，達悟族人平均壽命為六十九‧五歲，所以五十五歲以上就被定義為老人，當地老年人口約八百人，為了確保最後一口氣留在蘭嶼，多數人寧願拒絕到本島從事醫療行為。」

　　距今大約八百年前，蘭嶼達悟族人的祖先從菲律賓巴丹島遷入，因此達悟族人跟巴丹人的語言及文化有許多共通的地方。在製作傳統的拼板舟時，達悟族人會將不同品種的樹木製成木板，再拼裝而成，並非一體成型的獨木舟。在春夏季節出海捕撈飛魚，也就是著名的「飛魚季」，因此蘭嶼亦有「飛魚的故鄉」之稱。

　　當天晚上只有半輪月亮，小船從椰油部落的漁港出海。一個達悟青年戴著頭燈，手持撈網，赤腳站在船頭。我們沿著海岸起伏航行，月光灑在海面上，碎成萬縷的亮片。黑暗中燈光掃過海面，幾隻飛魚匆匆掠過海上。那真是一種奇異的感覺，彷彿從很久以前我們就在這裡用祖先的方式捕撈飛魚。因為飛魚有翅膀，達悟族人相信它們來自天國，是上天賜給達悟族的禮物。

可能由於月光照亮海面的關係，當晚並沒有撈到半條飛魚。船長是達悟族阿東，是我去年認識的餐廳老闆，他說：「劉大哥，下次我炸飛魚請你。」

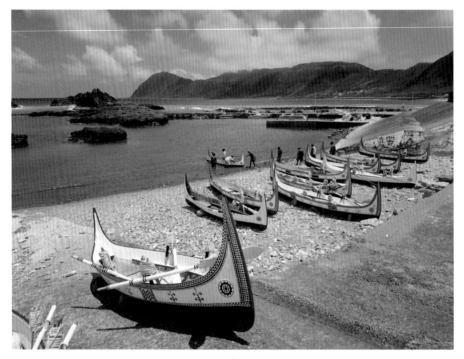

▲東清灣，蘭嶼。

每個族群對老化的定義或多或少會有些差異。但無論幾歲，老化是每個人必經的過程，無法避免。朱自清在散文《匆匆》裡對時間的逝去感到不平，「聰明的，你告訴我，我們的日子為什麼一去不復返呢？」對於時間，我們會提出質問；對於老化，我們也要提出質問。人為何會變老？到底是什麼原因？

延緩老化的的重要關鍵──NAD

過去的一個世紀以來，人類預防和治療疾病的能力取得了前所未有的進步。可惜的是，大多數藥物僅能治療一種特定病症而忽略了其他合併症。因此，儘管大多數國家人民的平均壽命更長，但健康壽命並未增加。然而，長壽研究的進展可能很快能讓醫生用一種藥物（或僅組合幾種藥物）治療影響多個器官的疾病，並且延長健康壽命。

卡路里限制（Calorie Restriction），如禁食或減少食物攝取，被認為是生物老年學的黃金標準，是延緩衰老和預防年齡相關疾病的最有效方法。自從七十年前發現限制卡路里攝入可以延長大鼠的壽命以來，為何減少卡路里攝入能帶來深遠健康益處的相關研究，已取得很大進展。

煙醯胺腺嘌呤二核苷酸（NAD）因其在氧化還原反應中的作用而聞名。它也被認為是一種信號分子，透過調節其濃度可以控制數百個關鍵化學反應過程，從能量代謝到細胞存活等。NAD^+ 是 NAD 的氧化態，它的含量會隨著年齡的增長而穩定下降，導致新陳代謝改變，人也因此容易生病。

科學家不斷尋求安全有效的 NAD 增強分子，因為這些分子有望增強生命體的適應能力，不僅能對抗一種疾病，而是能對抗許多疾病，從而增進人體健康及延長人類的壽命。

老化如同日月潭的枯水期一樣，水位降得很低，潭底泥土都龜裂了。而 NAD 前驅物煙醯胺單核苷酸（NMN）就像梅雨季節降臨的雨水，重新灌注了日月潭，讓它恢復往昔的面貌。

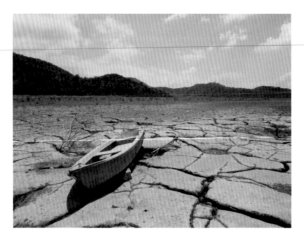

▲日月潭水位下降，二○二一年五月。

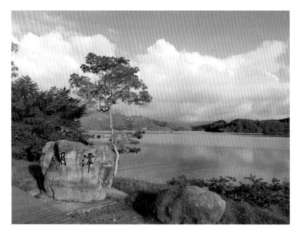

▲日月潭水位上升，二○二一年六月。

梭羅在《湖濱散記》裡描述瓦爾登湖（Walden Pond），他說：
「湖水本身沒有變化，雖然它有那麼多的漣漪，卻並沒有留下一條永
久的皺紋，它青春常在，它永遠年輕。」

NMN的
逆齡奇蹟

美國麻州的瓦爾登湖依然年輕，日月潭在三週的梅雨浸淫下依然年輕，那我們是否也可以依然年輕呢？在最大程度上我相信是可以的，例如年輕十歲、二十歲、三十歲，或是更久。

這個神奇的年輕因子就是 NMN。

PARP1、CD38、SIRT 是 NAD 消耗酶

你可能會問，為何人老了之後，體內的 NAD 濃度會下降？年老後 NAD 降低的機制一直以來是個謎，而這個謎題也始終困擾著科學家。然而經過不斷的研究探索，答案終於漸漸明朗，其中最主要的原因，就是 NAD 被酶消耗分解掉了，這些酶包括 PARP1、CD38、SIRT 等。

PARP1 的功能是幫助 DNA 修復。隨著年紀愈來愈大，身體受到各種環境因子及細胞內自由基的破壞，DNA 常常斷裂，所以必須不停的修復。在修復的過程中，NAD 就會逐漸被消耗掉。研究也發現，在老化的組織中，CD38 的活性會變高，因此消耗 NAD 的速度自然變快。至於 SIRT 的去乙醯酶作用需要 NAD 作為輔酶，由於人體內有七個 SIRT 家族成員，擔負抗炎，能量代謝等許多功能，因此 NAD 的消耗量就更大了，其中 SIRT1 和 SIRT6 也擔負 DNA 修復的功能。

PARP1、CD38 和 SIRT 消耗分解掉 NAD 後會產生 NAM，而 NAM 又可回收使用，成為 NAD 生物合成的前驅物。

二〇一一年，美國馬里蘭大學在《神經科學研究期刊》中報導粒

粒線體功能障礙和烟醯胺腺嘌呤二核苷酸分解代謝。結論表明，聚
ADP 核糖聚合酶（PARP）被認為是一種主要的 NAD$^+$ 分解酶，尤其
是在 DNA 損傷嚴重的情況下。另外，CD38 是主要的細胞 NAD$^+$ 濃
度調節酶，可以顯著促進 NAD$^+$ 分解代謝。

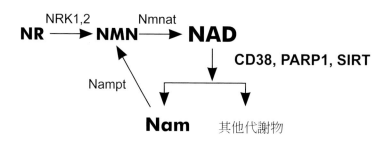

▲ NAD 消耗酶 CD38、PARP1、SIRT。

　　二〇一六年，美國梅約診所醫學院（Mayo Clinic）在《細胞
代謝》期刊報導，CD38 透過依賴 SIRT3 的機制決定與年齡相關的
NAD 下降和粒線體功能障礙。烟醯胺腺嘌呤二核苷酸（NAD）含量
在衰老過程中會下降。

　　CD38 的表達和活性隨著年齡的增長而增加，而且 CD38 與年齡
相關的 NAD 下降，以及粒線體功能下降有關。結果表明，CD38 是
參與體內 NAD 前驅物烟醯胺單核苷酸（NMN）降解的主要酶，因此
CD38 在調節 NAD 治療衰老和代謝疾病中具有關鍵作用。

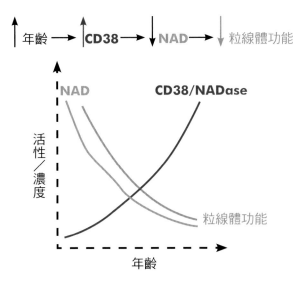

▲ 隨著年齡增加，CD38 活性增加，NAD 含量下降，粒線體功能下降。
（Camacho et al, Cell Metab. 2016, 23(6):1127）

第3章

新星崛起──NMN

　　人生病時，一般服用的藥物都有針對性，例如頭痛吃止痛藥，高血壓會吃降壓藥，糖尿病用降血糖藥，痛風則用抑制尿酸形成的藥。每種藥的藥理作用通常不會太複雜，例如止痛藥的作用是解熱、鎮痛、消炎。糖尿病藥二甲雙胍除了可控制血糖外，也有抗癌及延長壽命的好處。很少能看到一個像 NMN 的這種小分子，它的效果是這麼的廣泛。由此可見，NMN 及其在體內轉化成的 NAD 扮演著關鍵分子的角色，對生命狀態、疾病、健康，發揮了幾乎是全方位的生理維護作用。

　　那麼，到底是誰發現了 NMN 背後的祕密呢？

哈佛教授辛克萊與 NMN

　　哈佛大學的辛克萊教授（Prof. David Sinclair）曾在一段影片裡提到，補充 NAD 能延緩及逆轉老化現象，在小鼠實驗中能將相等於人類六十歲時的肌肉，翻轉成二十歲時的年輕狀態。

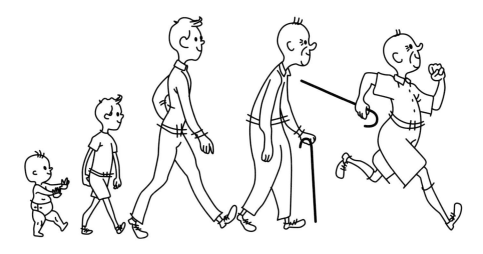

▲ 年齡與活力的翻轉。
（圖片來源：哈佛醫學院網頁 https://sinclair.hms.harvard.edu/，辛克萊實驗室）

　　四歲時，辛克萊教授就發覺，他的父母終有一天會逝去，自己也不例外，最終會走向悲劇性的人生盡頭。因此，在哈佛大學擔任遺傳學教授時，他專注於研究如何防止老化，並試圖將此過程逆轉。他希望人類能老得慢，而且要能「變年輕，活更久」。

　　二〇一四年，辛克萊教授被《時代》雜誌評為世界上最有影響力的一百名人物之一。二〇一八年，他再度被《時代》雜誌評為五十位最有影響力的醫療保健人物之一。

　　辛克萊教授專注於闡明人類衰老的機制。二〇一三年，他發表了一項研究，認為 Sirtuin 蛋白家族的功能異常是衰老的原因。Sirtuin 負責修復 DNA 損傷，並透過保持細胞正常運轉來維持健康。如果細胞表現異常，就會出現衰老的症狀，例如器官衰竭或皺紋。

NAD 是激活 Sirtuin 的一種化合物。當我們五十歲時，體內的 NAD 含量會減為二十歲時的一半。沒有 NAD，Sirtuin 無法完成它們該有的工作，補充 NMN 是解決的方法，因為 NMN 可以在細胞內快速轉變成 NAD。

目前世界上仍活著的最長壽的人是日本女性田中加子，今年一百一十八歲。但是，如果你問辛克萊教授，他會說一百一十八歲只是中年而已，至少他認為應該如此。這位科學家認為老化只是人生選項之一，你可以不選它。

你可以選擇不變老

二〇一九年，辛克萊教授與記者拉普蘭特共同出版了《可不可以不變老？喚醒長壽基因的科學革命》（*Lifespan:Why We Age and Why We Don't Have To*），同時也發行英文有聲書，並由辛克萊教授本人講述，出版後長踞《紐約時報》暢銷書排行榜。除了 NMN 這個主角外，書中也提到運動、暴露於寒冷環境、減少卡路里等都有助於減緩衰老，並且能避免老化造成的疾病。

「如果你想在五十歲時還能灌籃，七十歲時還可以在阿帕拉契山步道健行，或是有一天能吹滅生日蛋糕上的一百支蠟燭，那你可能會考慮在書架上留出空間來擺上這本書。」一位書評家給予這本書極高評價。

在書中，辛克萊教授描述了自己的親身做法，他說：「我是這樣抗老的。」

- 每天早晨服用一公克 NMN，一公克白藜蘆醇（Resveratrol），以及一公克二甲雙胍（Metformin）。
- 盡可能減少糖、麵包和麵食的攝入量。
- 四十歲時放棄了甜食。
- 嘗試每天少吃一餐（卡路里限制），或至少將份量減少。
- 當血液檢查不盡理想時，會透過飲食或運動來調整。
- 吃許多蔬菜。
- 睡覺時盡量保持微涼的狀態，例如夏天開冷氣睡覺，冬天暖氣不要開太強。

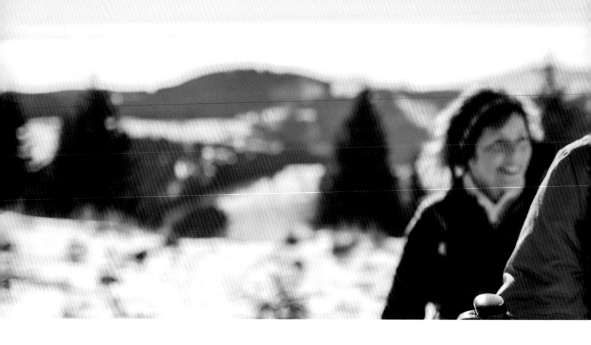

　　寫完本書初稿後，我寫了一封電子郵件給辛克萊教授，希望他可以允許我用他一篇科學文章中的圖。

　　親愛的辛克萊博士，

　　我想得到您的許可，從您的文章中使用一個圖：

　　《細胞報告》2020 年 2 月 11 日；30(6)：1670-1681.
　　補充 NAD^+ 可在生殖衰老期間挽救女性的生育能力。

　　目前我正在寫一本關於 NMN 的書，即將在臺灣出版。
　　如果我能在我的新書中使用這個圖，那將非常有幫助。感謝您的善意和出色的研究。

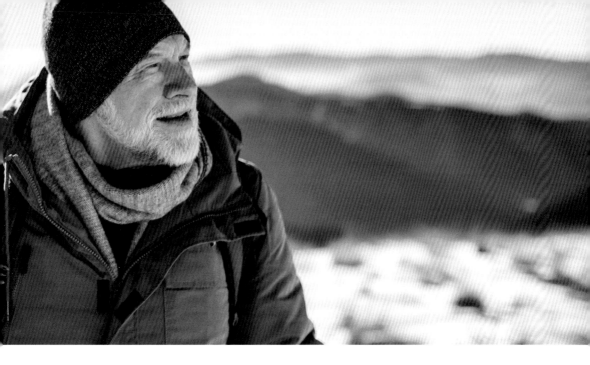

　　順便說一下，我是您《可不可以不變老？喚醒長壽基因的科學革命》（*Lifespan:Why We Age and Why We Don't Have To*）一書的忠實讀者，包括英文版和中文版。

　　最好的致意，
　　西蒙‧劉，博士

　　在我寄出信後的第二天，也就是美國的星期日，他立即回覆了：
100%
　　他的回信雖然只是一個非常簡單的「100%」，卻能讓人感到他的獨特與熱誠，而且行動力十足。

為人生列車添加優質燃料

如果將人的一生比喻成是行駛中的蒸汽火車，那麼火車頭的蒸汽機裡必須要一直鏟入燃料，經由燃燒將水燒沸產生蒸汽，然後藉由機械裝置產生動力，推動整列火車前進。如果 NAD 是煤塊，隨著火車往前行駛，會一直被消耗掉，因此火車會愈開愈慢，最終停在了八十公里處。可是如果我們在火車變緩時適時添加煤塊，讓火車持續嘟嘟行進，那麼最終可以抵達一百二十公里處，甚至是更遠的下一站。當旅程變長了，我們會有更多的時間欣賞沿路風景，也能在這多出來的一段旅程，認識更多的乘客，一起度過愉快的時光。

火車頭蒸汽機添加的燃料可以有許多種，如果煙醯胺核糖（NR）是可燃的木頭，那麼煙醯胺腺嘌呤二核苷酸（NAD）就是煤塊，而煙醯胺單核苷酸（NMN）可說是優質的精製煤了。由於精製煤的燃燒效益比木頭好，我們自然會選擇它而不是木頭。

NMN、NR、NAM 有何不同？

在過去的十年中，人們對提高 NAD^+ 水平來作為治療神經進行性疾病的治療選擇重新產生了興趣。該領域的大部分研究都集中在兩種 NAD^+ 前驅物分子上，即 NMN 和 NR。證據表明，口服補充 NMN 或 NR 會迅速提高大腦和外周神經的 NAD^+ 濃度，而且通常在服用後幾分鐘內就可有明顯差異。

NMN 和 NR 似乎具有更好的耐受性，並且沒有嚴重的副作用，例

如肝毒性。這些副作用使其他 NAD$^+$ 提升劑惡名昭彰，例如煙醯胺。此外，NMN 與 NR 的長期安全性已經在動物和人類研究中被證實。

數個研究報告指出，在口服補充 NMN 後，動物的海馬和下丘腦中的 NAD$^+$ 水平顯著升高，這可能與神經功能標誌物的改善有關。NMN 補充劑在周邊神經的研究有非常相似的結果，即 NAD$^+$ 濃度增加，氧化壓力降低，SIRT1 活性增加。

補充 NMN 能增加 NAD$^+$ 水平與增加 SIRT1 活性，增加粒線體呼吸作用，並能使周邊神經和大腦中的 ATP 濃度升高。

二〇一九年，伊瓦尼克博士（Dr. Iwanicki）在〈口服 NAD$^+$ 和 NAD$^+$ 前驅物有何不同？一份生物利用率報告〉的文章中，他解釋了這些營養補充劑的差異。目前市場上銷售四種形式的 NAD$^+$ 補充劑，分別為：

（1）煙醯胺（Nicotinamide, NAM）

（2）煙醯胺核苷（Nicotinamide Riboside, NR）

（3）煙醯胺單核苷酸（Nicotinamide Mononucleotide, NMN）

（4）煙醯胺腺嘌呤二核苷酸（Nicotinamide adenine dinucleotide, NAD）

NAD 的氧化態 NAD$^+$ 是體內必需、具生理功效的最終目標分子。這些分子的消化和吸收研究均在大鼠的腸道進行。這項主要研究在一九八二年的《營養期刊》上發表，題目為〈大鼠小腸對 NAD$^+$ 的消化吸收〉。研究表明，口服的 NAD$^+$ 會迅速水解成 NMN，然後

水解成 NR，最終變成 NAM 和其他組成部分，如核糖基、磷酸基和腺嘌呤。口服 NMN 和 NR 的類似研究表明，它們也需要先被水解成 NAM 才能被小腸吸收。NAM 似乎是 NAD^+ 的最小組成部分，可以通過小腸粘膜細胞。因此，這四種不同形式的 NAD^+ 補充劑都可以達到提升組織細胞內 NAD^+ 濃度的最終目的。

萬眾期待的超級新星

最近的研究發現，有一個稱為 Slc12a8 的 NMN 轉運蛋白存在於細胞膜中，可以將 NMN 直接從細胞外運送進細胞內，讓 NMN 這一形式的 NAD 補充劑在被生物體使用時更具效率。NAD 分子比 NMN 要來得大，目前也尚未發現有 NAD 轉運蛋白，並且 NAD 的還原態 NADH 很容易在胃中被破壞。

NR 和 NAM 都是 NMN 的直接前驅物，在體內會轉變成 NMN。因為 NR 和 NAM 提高了體內 NAD 濃度，而 NMN 同樣也提高了 NAD 濃度，它們的生理作用一樣。鑒於 NR 和 NAM 在轉變成 NMN 時需要耗費更多能量及步驟，因此補充 NMN 會更有效率。

如果 NMN 以脂質體包覆的話，在胃中不易被胃酸破壞，它的生物利用率（Bioavailability，即口服藥物經腸道吸收後到達血液循環的效率）更會大大提高。所以，對生命有重大影響的化合物——NMN，將會成為二十一世紀最亮眼的一顆超級新星。

NAD 前驅物的治療潛力

二○一八年，辛克萊教授在《細胞代謝》期刊回顧了 NAD 前驅物的治療潛力，並提供動物體內實驗證據。煙醯胺腺嘌呤二核苷酸（NAD）是細胞中氧化還原酶的氫載體，因其在氧化還原反應中的作用而聞名。最近，它也被認為是一種信號分子。透過調節 NAD^+ 感應酶，NAD^+ 可以控制數百個關鍵過程，從能量代謝到細胞存活等。

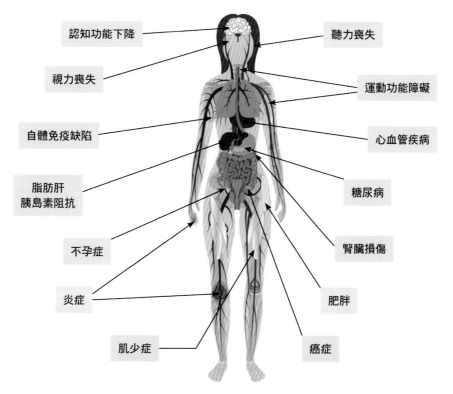

認知功能下降　　聽力喪失
視力喪失　　運動功能障礙
自體免疫缺陷　　心血管疾病
脂肪肝
胰島素阻抗　　糖尿病
不孕症　　腎臟損傷
炎症　　肥胖
肌少症　　癌症

▲ NAD 前驅物對 PARP 與疾病的影響。
（Rajman et al, Cell Metab. 2018, 27(3):529.）

NAD^+ 是 NAD 的氧化態，它的含量會隨著年齡的增長而穩定下降，從而導致新陳代謝改變，變得容易生病。恢復老齡動物或患病動物中 NAD^+ 的濃度可以促進健康並延長壽命。

科學家尋求安全有效的 NAD 增強分子，這些分子有望增強生命體的適應能力，不僅對一種疾病，而且對許多疾病都有療效，從而增進健康及延長人類的壽命。

NMN 可改善哪些疾病？

NAD^+ 是參與生化反應的一種輔酶，在哺乳動物細胞中，主要透過 NMN 合成 NAD^+，參與包括 DNA 修復、代謝和細胞死亡在內的生理過程。在許多疾病中可觀察到異常的 NAD^+ 代謝。

二〇二〇年，中國四川大學在《細胞發育生物學前沿》期刊綜述了煙醯胺單核苷酸透過 NAD^+ 代謝機制治療多種疾病的例子。研究發現，NMN 在一些與年齡有關的疾病小鼠模式中，能讓病理狀況得到改善。這些疾病包括如：（一）糖尿病，（二）肥胖，（三）心腦缺血性損傷，（四）心臟衰竭，（五）血管功能障礙，（六）腦內出血，（七）神經病變及阿茲海默症，（八）視網膜退化及角膜損傷，（九）急性腎臟損傷，（十）酒精性肝病等。

NMN 的
逆齡奇蹟

目前已有一些臨床試驗在探討 NMN 的安全性和健康益處，並進一步了解 NMN 和 NAD^+ 代謝途徑對老化疾病，例如糖尿病、局部缺血性損傷、心臟衰竭、阿茲海默症和視網膜變性，所扮演的逆轉角色。

　　除了上述的病症外，隨著時間的推移，愈來愈多的研究顯示，NMN 可對付的疾病種類正在擴充中，我們將在以下的章節中分別加以敘述。

拉長生命的期限

　　日本《文藝春秋》二〇一六年三月號刊載了八十八人「最期的言葉」，也就是中文裡的遺書，藉由這些書信對仍在世間的親人揭示了生命的意味。其中有享年 94 歲的企業家松下幸之助、作家松本清張（82 歲）、物理學者湯川秀樹（72 歲）、歌手美空雲雀（52 歲）、作家向田邦子（51 歲）、作家太宰治（38 歲）、棋士村山聖（29 歲），以及東大學生樺美智子（22 歲）。

　　生命幾何？其實每個人待在地球上的期限，有絕大部分的因素是我們不能自己決定的。但是，如果生命能往後延長，是不是能完成更多想做的事？

長生不老的夢想

　　徐福是秦朝時齊地人，曾擔任秦始皇的御醫。《史記》中《秦始皇本紀》曾記載，秦始皇希望長生不老。《淮南衡山列傳》裡提到，秦始皇說：「東方三神山有長生不老藥」。於是，身為御醫的徐福受命帶領三千名童男童女，一百個工匠，以及財寶五穀，乘船向東航

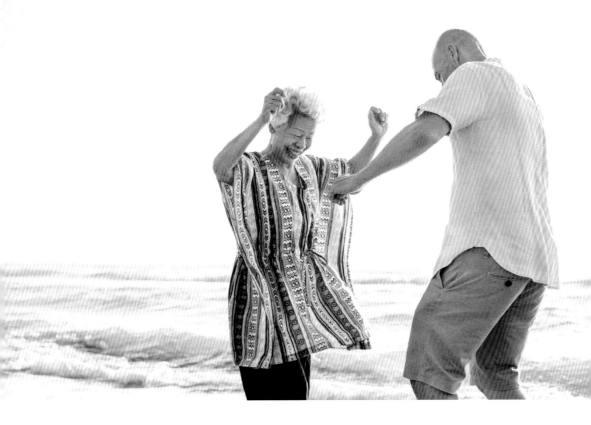

行，卻未能到達三神山。有記載稱他在得到廣闊的平原和濕地後，自己成為國王，並未回到秦國。

　　二千多年前中國皇帝的夢想終究破滅了。但在二十一世紀的今天，夢想似乎即將實現。

線蟲

　　二〇一〇年，日本筑波大學在《生物老年學》期刊發表，煙醯胺腺嘌呤二核苷酸延長了線蟲的壽命。SIR2（Sirtuin）是一種 NAD 依賴性去乙醯酶，對於在熱量限制下延長壽命至關重要。透過分析 NAD 和 DAF-16 之間的關係來闡明線蟲壽命延長與 Sirtuin 的相關性。

當使用含有NAD的培養基培育線蟲時，壽命會延長。實驗表明，NAD延長壽命需依賴SIR-2.1。然而，NAD延長壽命效果在daf-16-RNAi線蟲中並未發生，說明NAD的作用必須要有DAF-16。結果證實，NAD通過激活SIR-2.1和DAF-16信號通路會影響壽命，也就是說，胰島素樣信號通路與熱量限制相關的信號通路不同。

小鼠

幹細胞對於組織的維持和再生至關重要，但在生命過程中容易變衰老。先前的實驗證明了氧化態煙醯胺腺嘌呤二核苷酸（NAD^+）的重要性，以及它對粒線體活性的影響。它是調節肌肉衰老的關鍵開關。二〇一六年，瑞士洛桑聯邦理工學院在《科學》期刊報導，補充NAD^+改善了粒線體和幹細胞的功能，並且延長了小鼠的壽命。

給予NAD^+前驅物煙醯胺核苷（NR）能誘導粒線體內一系列反應，使衰老小鼠的肌肉再生。研究進一步證明，NR延遲了神經幹細胞和黑色素細胞的衰老，並且延長了小鼠的壽命。NAD^+可能會重新激活幹細胞，改善哺乳動物的壽命。在給予NR後，小鼠壽命增加，比控制組小鼠平均多活了三十九天，約增長百分之五的壽命。

NR與NMN都能提高NAD濃度，兩者的延長壽命作用一樣。由於NR轉變成NMN需要多耗費能量及激酶的催化，因此補充NMN會更有效率。

二〇一九年，美國華盛頓大學在《科學報告》期刊報導，NAD$^+$可作為粒線體疾病的干預手段。施用 NAD$^+$ 前驅物煙醯胺單核苷酸（NMN）延長了小鼠的壽命，並減輕了乳酸性中毒。NMN 透過 NAD$^+$ 氧化還原失衡正常化，並降低骨骼肌中特定蛋白的累積來延長壽命。結果表明，NMN 使小鼠中位壽命從六十天變成一百一十天，小鼠的生存期延長了約兩倍。

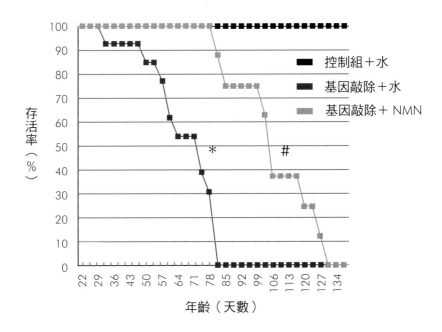

▲ NMN 大幅延長基因敲除的小鼠壽命。（Lee et al, Sci Rep. 2019, 9(1):3073.）

長壽基因——去乙醯酶 SIRT1、SIRT6 、SIRT7

　　二〇一六年，美國哈佛醫學院在《自然評論：細胞生物學》期刊發表一篇論文，標題為〈透過設計減緩衰老，NAD^+ 和 Sirtuin 激活化合物的興起〉。

　　Sirtuins（SIRT1-7）是一個依賴煙醯胺腺嘌呤二核苷酸（NAD^+）的去乙醯酶家族，具有預防疾病，甚至逆轉衰老的能力。表達額外 SIRT1 或 SIRT6 拷貝的小鼠，或用白藜蘆醇、NAD^+ 前驅物治療的小鼠，其器官功能、身體耐力、抗病能力和壽命都有所改善。

　　在非人類靈長類動物和人類中的試驗表明，NAD^+ 前驅物在治療炎症和代謝紊亂等方面可能是安全有效的。這些研究表明，合理設計可減輕多種疾病並延長人類壽命的分子是可能的。

　　除了 SIRT1 和 SIRT6 具有延長壽命的作用外，同樣位於細胞核中的 SIRT7 似乎也扮演相同角色。二〇一六年，美國羅格斯大學年在《EMBO 期刊》報導，SIRT7 促進基因體完整並調節 DNA 修復。

　　研究發現，SIRT7 缺失與小鼠壽命縮短有關。SIRT7 基因敲除小鼠壽命縮短了百分之五十。因為 NAD 促進劑能激活 SIRT1-7，所以 SIRT7 在壽命延長上應該是不可或缺。

　　如果能進一步在小鼠身上表達額外的 SIRT7，再觀察小鼠壽命是否能延長，這樣最終才可以確定 SIRT7 為長壽基因。

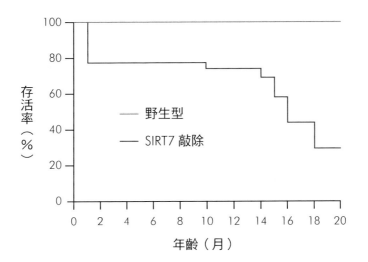

▲ SIRT7 基因敲除小鼠，壽命顯著縮短。
（Vazquez et al, EMBO J. 2016, 35(14):1488）

　　二○二○年，中國山東工業大學在《科學進展》期刊報導，SIRT7 基因療法可使血管恢復活力並延長小鼠壽命。具有早衰蛋白表達的小鼠，表現出有缺陷的微血管系統和新血管形成、加速衰老和縮短壽命。SIRT7 表達減輕了內皮細胞炎症反應。SIRT7 基因療法可改善新生血管形成、改善衰老特徵並延長小鼠的壽命。

　　二○一九年，韓國仁荷大學在《BMB 報告》期刊發表細胞衰老和衰老中的 Sirtuin 信號傳導。Sirtuin 是延遲細胞衰老和延長壽命的重要因素。

去乙醯酶 Sirtuin 對細胞衰老的抑制，主要透過延遲與年齡相關的端粒磨損、維持基因體完整和促進 DNA 損傷修復。此外，Sirtuin 也能經由與胰島素信號通路、AMPK 及 mTOR 多種壽命調節信號通路相互作用，調節生物體壽命。Sirtuin 的延長壽命效果是取決於 Sirtuin 的濃度和在身體組織的表達。

基因	細胞內位置	活性	功能
SIRT1	細胞核、細胞質	去乙醯酶	**延長壽命**、DNA 修復、細胞老化、細胞周期停止
SIRT2	細胞質	去乙醯酶	細胞周期調節
SIRT3	粒線體	去乙醯酶	粒線體功能、氧化壓力
SIRT4	粒線體	去乙醯酶	脂肪酸氧化、細胞凋亡
SIRT5	粒線體	去乙醯酶	脂肪酸氧化、氧化壓力
SIRT6	細胞核	去乙醯酶	**延長壽命**、DNA 修復、端粒維護、基因體穩定
SIRT7	細胞核	去乙醯酶	氧化壓力、表觀基因體調節、細胞凋亡

▲ SIRT1 和 SIRT6 有延長壽命作用。

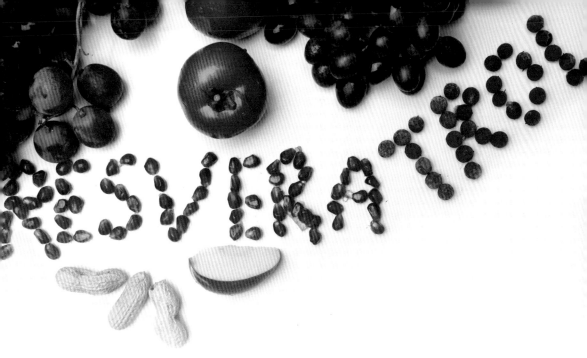

白藜蘆醇

　　二○○六年，美國哈佛醫學院在《自然》報導，白藜蘆醇（Resveratrol）改善高熱量飲食小鼠的健康和存活。白藜蘆醇可延長多種物種的壽命，包括釀酒酵母、線蟲和果蠅。在這些生物體中，壽命的延長取決於 SIRT2，這是一種去乙醯酶，被認為是熱量限制有益作用的基礎。

　　白藜蘆醇將高熱量飲食的中年小鼠的生理轉變為標準飲食的小鼠的生理，並顯著提高了它們的存活率。白藜蘆醇能增加胰島素敏感性，增加粒線體數量，改善運動功能。結果表明，使用小分子改善哺乳動物整體健康是可實現的目標。

二甲雙胍

　　二〇一三年，美國國立衛生研究院在《自然通訊》期刊報導，二甲雙胍（Metformin）可改善小鼠的健康和壽命。二甲雙胍是常用於治療二型糖尿病的藥物。小鼠從中年開始長期使用二甲雙胍，能延長健康壽命和壽命。

　　二甲雙胍具有類似熱量限制的一些好處，例如改善身體機能、增加胰島素敏感性以及降低低密度脂蛋白和膽固醇。它能增加 AMPK 活性並增加抗氧化保護，從而減少氧化損傷積累和慢性炎症。實驗顯示，二甲雙胍對健康和延長壽命有益處。

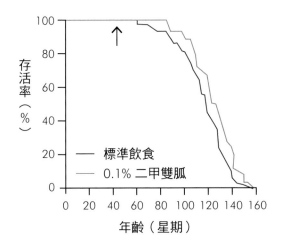

▲ 二甲雙胍延長小鼠壽命。
（Montalvo et al, Nat Commun, 2013, 4:2192）

　　二〇一八年，西班牙加泰羅尼亞腫瘤研究所在《內分泌學先驅》中報導，二甲雙胍是一種直接激活 SIRT1 的化合物。SIRT1 是 NAD$^+$

依賴性去乙醯酶，可模擬卡路里限制的代謝反應。使用人類 SIRT1 蛋白晶體結構，透過電腦能繪出二甲雙胍與去乙醯酶的結合模式。

實驗更進一步發現，二甲雙胍能增強 SIRT1 活性，因此在 NAD^+ 濃度下降的衰老過程中，二甲雙胍能透過維持 SIRT1 活性來賦予健康益處，並且延長壽命。

二〇〇九年，法國遺傳與細胞分子生物研究院在《自然》期刊報導，AMPK 透過調節 NAD^+ 代謝和 SIRT1 活性來調節能量消耗。

最近的證據表明，AMPK 在二甲雙胍和運動的治療益處中發揮作用。AMPK 透過增加細胞 NAD^+ 含量來增強 SIRT1 活性，導致下游標靶去乙醯化。二甲雙胍激活 AMPK 會增加 NAD^+ / NADH 比率。運動後三小時，NAD^+ 顯著增加，進一步支持了 NAD^+ 含量的變化將 AMPK 效應轉化為 SIRT1 活性的假設。

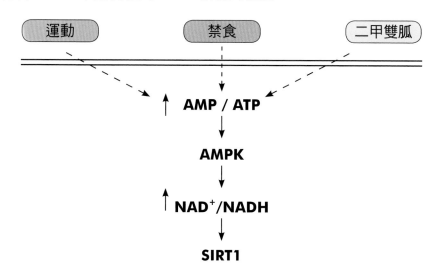

▲ 二甲雙胍、禁食、運動皆能增加 NAD^+ 含量，激活長壽基因 SIRT1，並延長壽命。

中藥裡的長生不老藥

有趣的是，雖然秦代徐福沒有找到長生不老藥，但是二十一世紀的杭州科學家卻在傳統中藥裡，發現了能激活長壽基因 SIRT1 的成分。二〇一六年，中國浙江大學在《氧化醫藥與細胞長壽》期刊報導了這項成果，標題為〈從藥用植物中篩選 SIRT1 激活劑作為抗粒線體氧化損傷的活性化合物〉。

SIRT1 是 NAD^+ 依賴性去乙醯酶，在細胞代謝和氧化壓力反應中扮演關鍵角色。這項研究從中藥裡篩選 SIRT1 激活劑，在體外 SIRT1 活性測定中發現十九種激活劑，包括人參皂苷和五味子素。這些化合物能增強 SIRT1 的去乙醯活性，增加 ATP 含量，並抑制細胞內自由基形成。結果表明，SIRT1 激活劑對粒線體有保護作用。

以下是可以啟動長壽基因 SIRT1 的七種中藥。如果你想找長生不老藥，從以下這些中藥材就可尋得，不必跟二千年前的徐福一樣，帶著一堆人遠渡重洋去找，不但沒找到，而且有去無回。

（一）五味子（Schisandra chinensis）

多年生落葉藤本植物，莖長四至八公尺，枝灰褐色。開白色或淡紅色小花，單生或簇生於葉腋，花梗細長，葉緣鋸齒狀。漿果球形，聚合成穗狀，成熟時為紫紅色。韓國有五味子茶，味道微酸。

（二）三七（Panax notoginseng）

五加科人參屬植物，又名田七，是雲南白藥的主要成分，主產地

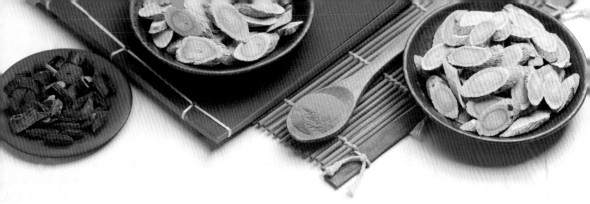

在雲南及廣西。清朝廣西通志:「三七恭城出，其莖七葉，三根，故名。形似白及，有節，味微甘。」三七的三條根莖上各生七片葉，可能因而得名。多年生草本，肉質根紡錘形，掌狀複葉，三至六枚輪生莖端，小花淡黃綠色，傘形花序，果實紅色。

（三）人參（Panax ginseng）

五加科人參屬，多年生草本植物，根部肥大，整體形似人的頭、手、足，故稱其為人參。根肉質，可藥用，主要生長在東亞，特別是寒冷地區。人參作為中藥已有幾千年歷史。人參在《神農本草經》中被記載為上品藥材。

（四）麥門冬（Ophiopogon japonicas）

又名麥冬，百合科多年生草本植物。以鬚根上的小塊根入藥。麥門冬口感佳，可作為茶飲飲用。中藥「生脈散」即含麥冬、五味子、人參。

（五）北柴胡（Bupleurum chinense）

繖形科柴胡屬，多年生草本植物。根肥厚，莖直立，葉披針形，開黃色小花，雙懸果橢圓形，分布在中國大陸的東北、華東等地。

（六）闊葉山麥冬（Liriope muscari）

百合科山麥冬屬，多年生草本植物。根細長，局部膨大成紡錘形，葉密集成叢，革質，花紫色，種子球形，成熟時變黑紫色，分布於日本和中國廣東、廣西、福建等地。

（七）山莨菪（Anisodus tanguticus）

茄科山莨菪屬植物，高約一公尺，根粗壯，葉厚，單葉互生，長橢圓形，蒴果球狀，種子圓腎形，是中國特有植物，分布於甘肅、西藏、雲南、青海等地，是中國傳統醫學使用的五十種草藥之一，以根入藥。

不用藥，也能延年益壽

（一）瘦身一六八法則

辛克萊教授提到人瑞的養生之道。他說：「在中國廣西的巴馬縣，當地許多百歲人瑞一生都不吃早餐，他們通常在接近中午時吃每天的第一頓飯，然後傍晚時再吃豐盛的晚餐。他們一天經常有十六小時以上的時間保持空腹，沒有進食。」

這段話聽起來很熟悉，因為很有名的一六八瘦身減肥法就是這樣，晚餐跟早餐之間需空腹十六小時，也許實施起來會讓人餓得有點難受，但這種禁食造成的飢餓感，有助於身體的長壽基因發揮作用，不但讓身體更精瘦，而且壽命更長。

（二）熱量限制

　　辛克萊教授在他的著作中一直強調，對許多生物都適用的長壽法則是熱量限制（Calorie Restriction）。近年來許多動物實驗已經證實，當飲食受限時，不管是酵母菌、線蟲、果蠅、魚、小鼠，都能受益。日本沖繩島上的人比本島的人活得更久且更健康，因為島上學童攝取的熱量不到本島學童的三分之二，而且成年人攝取的卡路里量比本島成年人少了百分之二十。熱量限制要起作用，飢餓感必不可少。

（三）運動

　　辛克萊教授也解釋道，運動是對身體施加壓力的一種方式。運動可提高細胞內 NAD 濃度，增加能量產生。運動有助於調控去乙醯酶，促進新的血管產生，改善心肺功能，還能延長染色體上的端粒，防止降解剝損。

第 **5** 章

腦部疾病

　　人腦是個相當神祕的地帶，除了睡著不省人事外，其他時間都在持續運行，所有的五感會透過它讓你覺得快樂、難過、緊張、興奮。一旦停止了作用，可能就表示你已經不存在於世間了。

　　約翰霍普金斯大學藥理學教授所羅門史奈德（Solomon Snyder）寫過一本《藥物與腦》（*Drugs and the Brain*）的書。他在書中描述他服用 LSD 後產生的迷幻感覺，讀起來令人興奮而且很有臨場感。曾去過位於巴爾的摩的大學校園，因為事先沒有約定，所以只站在寫有他名字的辦公室門外，感受一下與他距離五公尺的臨場感。我對神經學（Neuroscience）一直深感興趣，他的著作可以說啟發了我。我在博士論文裡探討抗精神分裂藥及其帕金森症的副作用，參考文獻中列了兩篇他的著作。

　　密西西比大學研究生期間，系主任開了一門神經學課程。有一天，他找我去辦公室，希望我直攻博士。當時一位來自埃及的學長正在寫博士論文，不太會操作電腦軟體，因此我幫他寫電腦程式，繪圖並作統計分析。有次，我去他的單身宿舍喝埃及下午茶，順便開口跟他要了所有的考古題。神經學期末考，想不到系主任出了同一張舊考

題，滿分是一百分，另外有十分的額外多答紅利點數，當時我心中暗爽，把答案卷寫得滿滿的，還畫箭頭到反面，最終拿到超滿分的一百零九分。從此，系主任看我的眼神似乎都不太一樣了。

實驗室用的是大鼠。有隻打了抗精神分裂藥的老鼠，行為特別古怪。當我戴著皮手套去抓它時，被狠狠咬了一口，牙齒穿透手套，滲出血來。我趕緊跑到校園醫務室，值班的是位年輕的美國女醫師，她仔細的看了看有老鼠齒痕的手指，認為受傷不重，安慰了我一下，包紮給藥後就治療完畢。她手裡還拿著一本寫著中文「熱病」的醫療手冊。

由於我的研究領域屬於行為及精神藥理學，因此對於動物的精神分裂，以及帕金森症特別有臨場感。畢業後，作夢仍常夢到忘了餵食我做實驗養的那一大群老鼠，好幾次夢中驚醒。

阿茲海默症

阿茲海默症（Alzheimer's Disease, AD）是一種慢性神經退化疾病，通常會隨著時間逐漸惡化。它是造成百分之六十到七十癡呆症的原因，最常見的早期症狀是難以記住最近發生的事。隨著疾病的惡化，症狀可能包括語言問題、迷失方向（容易迷路）、情緒波動、失去動力、生活無法自理及行為問題。隨著病況變差，也會有從家庭和社會退縮的行為。接著身體功能逐漸喪失，最終導致死亡。

澱粉樣 β 聚合物是造成阿茲海默症的主要神經毒物。二〇一七年，中國同濟大學在《神經科學通信》期刊報導煙醯胺單核苷酸（NMN）逆轉阿茲海默症。

NMN 是 NAD$^+$ 的重要前驅物，NAD$^+$ 的活性與澱粉樣 β 聚合物毒性的下降有關。研究發現，NMN 顯著降低澱粉樣蛋白生成、澱粉樣蛋白斑塊、突觸損失和炎症反應。NMN 透過抑制 JNK 活化，降低多種與阿茲海默症相關的病理學特徵。因此，NMN 對認知功能障礙可產生實質性的改善。

＋水 　　　　　　　　　　　　　　　　　＋ NMN

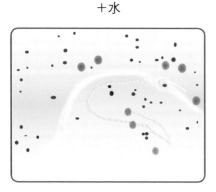 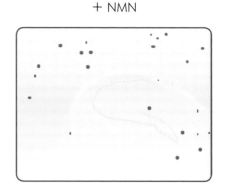

▲ NMN 減少澱粉樣蛋白斑塊。

認知缺陷

　　認知缺陷（Cognitive Deficit）是一種認知障礙，包括智力缺陷（如智障）、認知能力受損（如閱讀障礙）、神經心理缺陷（如注意力、工作記憶或執行功能），或是藥物引起的認知和記憶障礙（如酒精、糖皮質激素）。認知缺陷可能是先天的，也可能是由環境因素所引起，例如腦損傷、神經系統疾病或精神疾病。

神經血管偶合和腦血流量在維持健康的認知功能方面具有重要作用。在衰老過程中，氧化壓力增加和腦微血管內皮功能障礙會損害神經血管偶合，導致認知能力下降。二〇一九年，美國奧克拉荷馬大學在《氧化還原生物學》期刊報導，煙醯胺單核苷酸（NMN）補充劑可挽救腦微血管內皮功能，改善老年小鼠的認知功能。

NAD$^+$降低會引發與年齡相關的腦微血管功能障礙，從而加劇認知能力下降。NMN 的腦微血管保護作用，使得 NAD$^+$ 前驅物能改善血管認知障礙，具有預防和治療認知缺陷的潛力。

帕金森症

帕金森症（Parkinson's Disease, PD）是中樞神經系統的長期退化性疾病，主要影響運動系統。症狀通常緩慢出現，隨著疾病的惡化，非運動症狀也會變得更加普遍。最明顯的早期症狀是震顫、僵硬、動作緩慢和行走困難，但也可能出現認知和行為問題。在疾病的晚期階段，帕金森症癡呆變得很普遍。憂鬱和焦慮症也很常見，三分之一以上的患者會有此情況。

帕金森症中，煙醯胺腺嘌呤二核苷酸（NAD）的濃度降低。另外，NAD 降低也涉及許多與年齡相關的神經退化病變。二〇一九年，中國交通大學在《神經精神藥理學與生物精神學進展》期刊探討，煙醯胺腺嘌呤二核苷酸對帕金森症小鼠的運動功能障礙和多巴胺神經元損傷的保護作用。

NAD 改善了小鼠模型的運動功能障礙及多巴胺神經元損傷，透

過減少粒線體功能障礙，預防帕金森症的病理變化，可對抗帕金森症，中國交通大學的研究為預防此症提供了實驗證據。

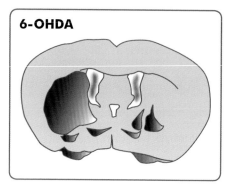
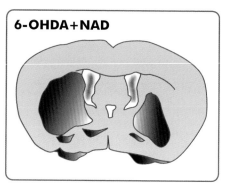

▲ NAD 能防止 6-OHDA 造成的多巴胺神經元損傷，改善運動功能。

小腦萎縮症

小腦萎縮症，又稱脊髓小腦萎縮症（Spinocerebellar Atrophy）或脊髓小腦失調症（Spinocerebellar Ataxia），是一類遺傳病，患者會從不能使用筷子、容易跌倒、無法拿取物品等症狀開始，逐漸惡化成不能行走和寫字，最終無法說話及需要臥床。然而即使小腦、腦幹、脊髓萎縮，大腦機能及智力均不受影響。

二〇一六年，美國國家老化研究所在《細胞代謝》期刊報導，NAD$^+$ 透過粒線體自噬和 DNA 修復，改善運動失調及壽命。運動失調毛細血管擴張症是一種罕見的染色體遺傳疾病，其特徵是進行性神經變性和小腦萎縮。

補充細胞內 NAD$^+$ 可降低神經病理學的嚴重程度，使神經肌肉功能正常化，延遲記憶喪失，並延長動物的壽命。從機制上來說，增加細胞內 NAD$^+$ 的治療也刺激神經元 DNA 修復，並透過粒線體自噬改善其質量。

憂鬱症

憂鬱症（Depression）是情緒低落和厭惡活動的狀態。它會影響一個人的思想、行為、動機、感覺和幸福感。它可能表現為悲傷、思維困難、注意力不集中，以及食慾和睡眠時間顯著增加或減少。

患有憂鬱症的人可能會感到沮喪、絕望，甚至有自殺念頭。它可以是短期或長期的，主要症狀是快感缺乏，這是指在通常會給人們帶來歡樂的某些活動中喪失興趣或喪失愉悅感。

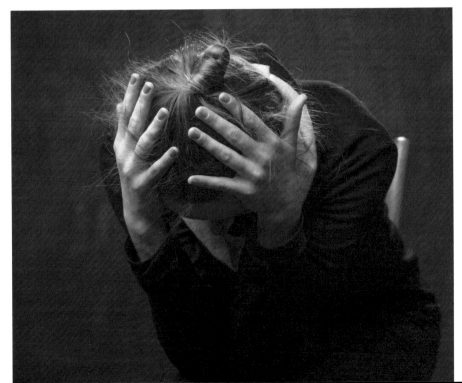

在現代忙碌緊張的社會裡，憂鬱症似乎有增加的趨勢。為了找到緩解此症的藥方，二〇二〇年，中國浙江工業大學在《情緒失調期刊》報導煙醯胺單核苷酸（NMN）能改善小鼠類憂鬱症行為，減輕粒線體能量代謝問題。

煙醯胺單核苷酸（NMN）已顯示可刺激線粒體中的氧化磷酸化，並改善患者和小鼠疾病模型中的各種病理。給予 NMN 減輕了憂鬱症小鼠模型中的類憂鬱行為。補充 NMN 可以增加 NAD^+ 的濃度，從而增強 SIRT3 的活性，改善小鼠粒線體能量代謝。研究認為，NMN 可能是憂鬱症的有效治療方法。

自閉症

自閉症（Autism）是一種發育障礙，其特徵是社交互動和溝通困難，並且常做一些重複性的動作，例如拍手、轉動頭部或搖晃身體。父母通常會在孩子出生後的前三年注意到這些跡象。自閉症與遺傳和環境因素有關。懷孕期間的危險因子包括德國麻疹、毒素、酒精、古柯鹼、殺蟲劑、鉛、空氣污染，或自體免疫疾病。

日本科學家曾經做了一個有趣的實驗，他們建立了有自閉症的小鼠模式，然後測試 NAD 前驅物煙醯胺核苷（NR）的效果。自閉症小鼠被放在三室中測驗，檢驗它們的社交偏好及社交能力是否會被NR 影響。

NR 能升高腦中的 NAD^+ 含量。實驗發現，在小鼠的大腦皮層和下視丘中測定 NAD^+ 時，正常和自閉症小鼠均顯示，口服 NR 增加了兩個大腦區域的 NAD^+ 含量。

與人類一樣，自閉症小鼠及正常小鼠都是社交動物，牠們喜歡與另一隻小鼠共度時光，而較不喜歡與無生命物體共處。放置在左側區域的為陌生小鼠 1，而右側區域則為無生命物體。正常小鼠幾乎所有時間都與陌生小鼠 1 在一起，自閉症小鼠對陌生小鼠 1 的偏好則較多變，但仍表現出對社交互動的強烈偏好，而不是對無生命物體，這可以透過社交和非社交目標之間花費的時間差異得到證實。

將相同的測試小鼠與第二隻不熟悉的小鼠（陌生小鼠 2）一起重新引入盒子時，正常小鼠在新小鼠身上花費的時間大約是陌生小鼠 1 的兩倍，而自閉症小鼠對新小鼠則沒有表現出偏好。然而，值得注意的是，對自閉症小鼠每天灌食 NR，明顯將這種對陌生小鼠 2 的缺乏偏好逆轉到了與正常小鼠無法區分的程度。

這些數據表明，自閉症小鼠的大腦具有可塑性，並且在給予 NR 時，能夠識別新的陌生小鼠並對牠們感到興趣。因此，我們推論，NAD 前驅物 NR 或許可重新塑造自閉症人類的大腦，讓他們不再自閉，能對外界的陌生人產生興趣並恢復互動。

此項實驗結果由日本金澤大學發表於二〇二〇年的《科學報告》期刊，標題為〈補充煙醯胺核苷可糾正自閉症小鼠的社交能力缺陷〉。

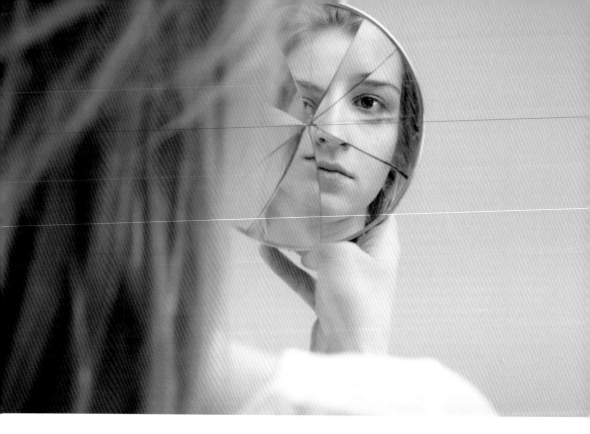

焦慮

　　焦慮（Anxiety）是一種不愉快的、內心動盪不安的情緒，通常伴有神經質行為，如來回不停踱步、肌肉緊張、煩躁、疲勞、呼吸困難、腹部緊繃、注意力不集中和反覆思考。它包括對於預期事件的恐懼感。

　　煙醯胺核苷（NR）抗焦慮的結果同樣在實驗裡得到證實。二〇二〇年，日本金澤大學發表於《科學報告》期刊，標題為〈補充煙醯胺核苷可糾正自閉症小鼠的焦慮〉。

精神分裂症

　　精神分裂症（Schizophrenia）是一種連續或反復發作的精神疾病，主要症狀包括幻覺（通常是幻聽）、妄想和思維混亂，其他症狀包括社交退縮、情緒表達減少和冷漠。精神分裂症的症狀通常從青年期開始逐漸出現，在許多情況下不會自行消失，患有精神分裂症的人大約一千人中有三至七人。

　　二〇一七年，美國哈佛醫學院在《精神分裂症公告》期刊報導，體內 NAD^+ / $NADH$ 比率揭示精神分裂症的氧化還原失調。

　　煙醯胺腺嘌呤二核苷酸（NAD）的氧化還原態（NAD^+ / $NADH$）之間的平衡，反映了細胞的氧化狀態和能量生產的能力。愈來愈多的證據表明，「免疫氧化」途徑，包括氧化壓力、粒線體功能障礙、神經炎症和細胞介導的免疫反應，可能會導致精神分裂症。

　　研究發現，慢性精神分裂患者的 NAD^+ / $NADH$ 比率顯著降低，這些發現為精神分裂患者大腦中的氧化還原失衡提供了證據，也反映了氧化壓力對此疾病的潛在影響。

第 6 章

眼睛疾病

　　蘭嶼的達悟族人平常喜愛到海邊的二層涼亭休息，吹著海風，躺著睡覺，或是聊天看海。一個年紀大的族人說「五月時是一個太陽，八月時是兩個太陽」。蘭嶼的陽光及熱度的確是令人有點難以消受。「臺灣本島來的遊客喜歡說，這是發呆亭。為什麼會說是發呆亭呢？它只是亭子而已。」另一個族人說。他們喜歡跟外地遊客聊天，喝醉時也會唱起歌來，酒瓶站在一旁。

　　陽光太強，對皮膚及眼睛都會造成傷害。第二次去蘭嶼回來後，兩隻手臂慢慢脫下一層薄薄的、白色的皮。我們說「刺眼的陽光」，它可以穿過角膜、水晶體，直接刺進視網膜。沒有墨鏡保護的眼睛在海邊容易受傷，長期的紫外線照射引起白內障，使得水晶體變渾濁，看東西似有一層帳幕隔著，對日常生活造成不便。深綠色蔬菜含有很多葉黃素，玉米、胡蘿蔔、番茄也有許多對眼睛有好處的成分，平常應該多攝取。

白內障

　　白內障（Cataract）是眼睛晶狀體混濁，導致視力下降。白內障通常發展緩慢，並且會影響一隻或兩隻眼睛，症狀包括褪色、模糊、雙重視力、光線周圍的光暈、畏光以及晚上看不清。白內障最常見的原因是衰老，但也可能是由於外傷或輻射暴露所致，致病風險因素包括糖尿病、吸菸、長時間暴露在陽光下和酒精。

　　糖尿病性白內障的形成是由於晶狀體糖含量的增加。由於過量的糖醇（多醇），晶狀體會吸收水，從而導致滲透失衡。因為鈉增加和鉀降低，以及穀胱甘肽濃度降低，最終導致白內障形成。

　　二〇二〇年，印度中央大學在《最新眼睛研究》期刊報導，白藜蘆醇和煙醯胺對糖尿病性白內障的預防作用。該研究透過使用白藜蘆醇（Resveratrol）和煙醯胺（Nicotinamide, NAM，一種 PARP 抑制劑）來治療糖尿病性白內障。

　　高劑量 NAM 僅顯示有益作用，主要恢復了糖尿病大鼠 NAD 濃度，並降低了氧化壓力。研究顯示，同時使用 NAM 和白藜蘆醇，對糖尿病及其併發症（如白內障）有用。NAM 是 NMN 的直接前驅物，在體內會轉變成 NMN。因為 NAM 提高了體內 NAD 濃度，而 NMN 同樣也提高了 NAD 濃度，兩者改善白內障的作用一樣。由於 NAM 轉變成 NMN 需要多耗費能量及步驟，因此補充 NMN 會更有效率。

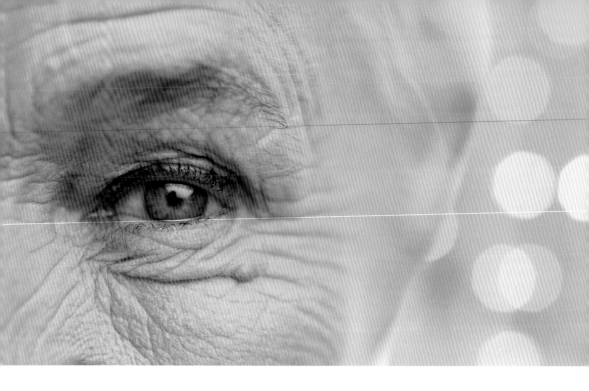

正常

白內障

白內障＋ NAM

▲ NAD 前驅物 NAM 改善糖尿病引起的白內障。

青光眼

　　全世界約有八千萬人罹患青光眼（Glaucoma），是經濟和健康照護的一大負擔，而且也是導致不可逆視力喪失的原因。青光眼是眼睛疾病的一種，能導致視神經受損及失明，起初周邊視力會開始下降，然後是中央視力，如果不及時治療則會導致視力喪失。青光眼的

危險因素包括眼壓升高、家族病史和高血壓。

　　煙醯胺腺嘌呤二核苷酸（NAD）是細胞生化過程中的關鍵分子，對於維持健康的粒線體代謝不可或缺。粒線體功能障礙是小鼠發生青光眼期間，視網膜神經節細胞內最先發生的變化之一。美國傑克遜實驗室報導，煙醯胺可預防遺傳性小鼠青光眼，研究結果發表於二〇一八年的《交流與整合生物學》期刊。

　　研究證明了高齡引起的 NAD 下降，會導致粒線體功能障礙和青光眼。NAD 的減少使視網膜神經節細胞在高眼壓下容易有代謝危機。給予小鼠 NAD 前驅物煙醯胺（Nicotinamide, NAM，維生素 B3 的醯胺形式）可抑制許多年齡及高眼壓造成的變化，並且在高劑量下，可將青光眼的可能性降低十倍。

如前所述，NAM，NMN 皆可提高 NAD 濃度，兩者預防青光眼的作用一樣，但是 NAM 轉變成 NMN 需要多耗費能量及步驟，因此補充 NMN 會更有效率。

黃斑部病變

老年性黃斑部病變（Age-related Macular Degeneration, AMD）影響視網膜色素上皮細胞（感光受體存活所必需的一個細胞單層），是老年人視力喪失的主要原因。其特徵是視網膜下有沉積物及發炎。

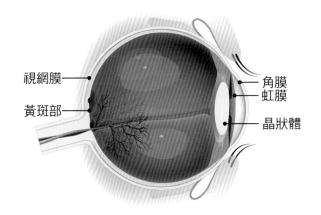

視網膜
黃斑部
角膜
虹膜
晶狀體

▲ 眼球結構，黃斑部（Macula）位於視網膜中心。

黃斑部病變早期通常沒有任何症狀，但時間久了以後，有些人的視力會逐漸惡化，可能會影響到單眼或雙眼。它並不會導致完全失明，但失去視野中心會使人難以辨識面部、駕駛、閱讀，或進行日常活動。

二〇一七年，美國奧爾巴尼大學在《細胞幹細胞》期刊發表論文，報導 NAD 前驅物煙醯胺（NAM）改善了老年性黃斑部病變。研究發現，煙醯胺透過抑制玻璃疣蛋白（Drusen）和炎性因子，改善了疾病相關的表徵。因此，調節煙醯胺途徑是開發對抗黃斑病變的潛在療法。

如前所述，NAM 和 NMN 皆可提高 NAD 濃度，兩者對抗黃斑病變的作用一樣。NAM 轉變成 NMN 需要多耗費能量及步驟，因此補充 NMN 會更有效率。

角膜病變

角膜（Cornea）是人體中神經最密集的組織之一，神經纖維主要來自三叉神經節。角膜神經纖維延伸至角膜上皮，對調節上皮恆定、眨眼反射，以及淚液的產生和分泌扮演重要角色。但是，角膜神經功能障礙可能會導致感覺喪失、慢性發炎和持續性缺陷，並可能延遲上皮癒合。

二〇一九年，中國青島大學在《眼科與視覺科學調查》期刊報導，角膜去神經透過抑制 NAD^+ 生物合成導致上皮細胞凋亡。小鼠角膜去神經造成煙醯胺磷酸核糖轉移酶（Nicotinamide phosphoribosyltransferase, NAMPT）表達降低，導致角膜上皮脫離和細胞凋亡，並伴隨上皮細胞 NAD^+ 含量降低。

研究證實，角膜去神經透過降低 NAMPT 的表達，降低上皮細胞 NAD^+ 濃度，引起細胞凋亡和上皮缺損。角膜神經透過調節 NAD^+ 的生物合成來促進上皮細胞恆定。補充 NMN 或 NAD^+ 可以減緩角膜神經變性，減少角膜去神經小鼠的角膜上皮細胞缺損，並減少細胞凋亡。

視網膜退化

視網膜（Retina）是眼睛組織最裡面的感光層。視網膜上能生成視覺世界的聚焦二維圖像，然後將圖像轉換成到大腦的電神經脈衝，從而產生視覺。視網膜具有類似照相機中的底片或圖像感知器的功能。

視網膜感光細胞死亡會引起視網膜變性，導致失明。桿狀或錐狀光感受器特定的煙醯胺磷酸核糖轉移酶（NAMPT），是 NAD^+ 生物合成途徑中的限速酶。二〇一六年，美國華盛頓大學在《細胞報告》期刊發表 NAMPT 介導的 NAD^+ 生物合成對於小鼠視覺不可或缺的研究論文，給予煙醯胺單核苷酸（NMN）可以挽救視網膜退化。

視網膜 NAD^+ 缺乏是多種小鼠視網膜功能障礙的早期特徵，包括光誘導的變性，糖尿病性視網膜病變和與年齡相關的功能障礙。NAD^+ 缺乏會引起代謝功能障礙，並因而導致光感受器死亡。而且 NAD^+ 缺乏會引起 SIRT3 功能障礙。研究表明，NAD^+ 生物合成對於視力至關重要，補充 NMN 能逆轉視網膜退化。

NAMPT 敲除　　　　　　　　　NAMPT 敲除＋ NMN

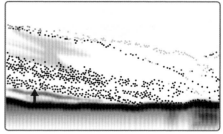

▲ NMN 能逆轉 NAMPT 敲除造成的視網膜退化。

第7章

耳朵疾病

　　耳朵對一般人而言，重要性可能僅次於眼睛。它讓我們可以察覺周圍的動靜，與人言談交流，唱歌、以及聆聽自然的各種聲音，例如鳥叫、海浪、風吹過菩提樹葉發出的嗦嗦的聲響，或是夏夜雨後青蛙在水塘的吵鬧聲。

　　聽覺對正常人已經非常重要了，對音樂家更是等同於靈魂。日本小提琴教育家鈴木鎮一曾說「音有生命，無姿猶存」。他的教學特色是聆聽，盡可能讓孩子們聆聽樂曲、正在學習的曲子，或是聆聽古典音樂，從中感受音樂的美好。

　　最有名的晚年喪失聽覺的音樂家，應該就是貝多芬了。參觀他在波昂的房子（Beethoven-Haus），在二樓看到他出生時的房間，他練習過的琴鍵凹陷的鋼琴、作曲的原稿、助聽器，還有去世時留下的小小的模製臉龐。一七七〇年的冬天，一個嬰兒在這兒誕生，兩百五十年之後，他的音樂仍在人間。

　　如果聽覺失去了，一部分的人生樂趣也會無聲無息消失。是否能挽救呢？

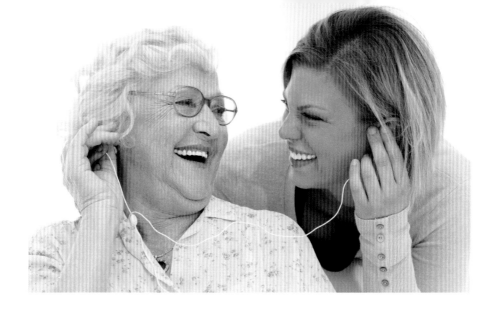

聽力喪失

　　老年性耳聾（Age-related Hearing Loss, ARHL）是聽力喪失的最常見原因，到六十五歲時會影響三分之一的人，而到七十五歲時則有一半的人會受影響。在老年人當中，它是僅次於關節炎的第二大常見疾病，目前尚無有效的預防措施。

　　二〇二〇年，美國國立衛生研究院在《老化機理》期刊報導，短期 NAD$^+$ 補充可預防小鼠聽力下降。柯凱因氏症候群（Cockayne Syndrome）是一種早衰疾病，患者年輕時會出現進行性聽力喪失，與老年聽力喪失相似。此項研究則使用柯凱因氏症候群小鼠模型來探討人類患者的聽力喪失。

　　NAD$^+$ 是具有多種功能的關鍵代謝產物，在此小鼠模型的耳蝸中含量降低。給予 NAD$^+$ 前驅物煙醯胺核糖苷（NR）進行十天短期治療，能防止聽力下降，恢復外毛細胞的丟失，並改善小鼠的耳蝸健康。

　　NR 是 NMN 的直接前驅物，在體內會轉變成 NMN。因為 NR 提

高了體內 NAD 濃度，而 NMN 同樣也提高了 NAD 濃度，兩者防止聽力下降的作用一樣。由於 NR 轉變成 NMN 需要多耗費能量及步驟，因此補充 NMN 會更有效率。

聽力退化後可能會讓人處於寂靜的世界中，因此有個名字便很自然地出現——寂聽。瀨戶內寂聽現年九十九歲，日本小說家，也是一個佛教的僧人，俗名瀨戶內晴美。代表作有《夏日終焉》（夏の終り）等。起初想成為天主教修女，但由於她過去的行為所以被教會拒絕。後來受天台宗幫助，出家成為尼姑，二〇〇六年獲頒日本文化勳章。

另外一個浮上腦海的詞是「侘寂」。它是一種日本美學，是對瞬間即逝和不完美的接受。有一個介紹日本寺廟的節目中，曾談到建築細節，其中很特別的是提到工匠會在寺廟某處留下未完成的痕跡，目的是不要太完美。

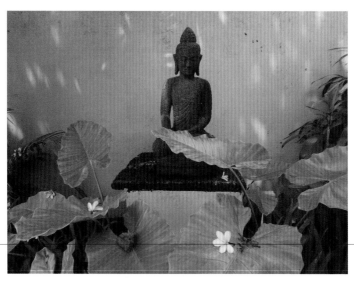

▲侘寂，巴里島烏布。

第 8 章

肝臟疾病

　　肝臟是脊椎動物獨有的器官，它可以解毒各種代謝物，合成蛋白質並產生消化和生長所需的生化物質。它在代謝中的其他作用，包括調節肝糖儲存、紅血球分解和激素的產生。肝臟是產生膽汁的輔助消化器官，膽汁是一種含有膽固醇和膽汁酸的鹼性液體，有助於分解脂肪。

　　肝炎是一種常見的肝臟炎症，最常見的原因是病毒，這些感染中最主要的是 A 型、B 型、C 型、D 型和 E 型肝炎。過度飲酒引起的則歸入酒精性肝病，包括酒精性肝炎、脂肪肝和肝硬化。肝臟損傷也可能由藥物引起，特別是用於治療癌症的藥物。

脂肪肝

　　脂肪肝（Fatty Liver）也稱為肝脂肪變性（Hepatic Steatosis），是肝臟中多餘脂肪堆積的病症，通常沒有症狀或症狀很少，有時腹部右上角可能會感到疼痛，併發症可能包括肝硬化、肝癌和食道靜脈曲張。脂肪肝有兩種類型：非酒精性和酒精性，主要風險包括酒精、糖

尿病和肥胖。

二○一六年，中國第二軍醫大學在《英國藥理學期刊》報導，肝臟 NAD^+ 缺乏為非酒精性脂肪肝疾病的治療標靶。衰老是造成非酒精性脂肪肝的重要危險因素，NAD^+ 濃度在老年小鼠的肝臟中會降低。口服煙醯胺核糖苷（NAD^+ 前驅物）糾正了因 NAD^+ 缺乏引起的非酒精性脂肪肝。

研究證實，衰老相關的 NAD^+ 缺乏是脂肪肝的關鍵危險因素，補充 NAD 是預防和治療脂肪肝的潛在治療方法。如前所述，NR，NMN 皆能提高 NAD 濃度，兩者減輕脂肪肝的作用一樣。由於 NR 轉變成 NMN 需要多耗費能量及步驟，因此補充 NMN 會更有效率。

高脂飼料　　　　　　　　　高脂飼料 ＋NR

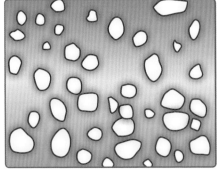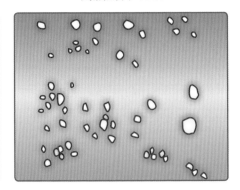

▲ NR 使肝細胞內油滴變小，減輕脂肪肝症狀。

肝臟

| 正常飼料 | 高脂飼料 | 高脂飼料＋NR |

▲ NR 使高脂餵食後的肝臟大小變正常。

肝纖維化

　　肝纖維化（Liver Fibrosis）是肝臟累積了過多瘢痕組織的結果，而瘢痕組織則大多是慢性肝炎所造成。肝纖維化是指肝臟內細胞外基質（特別是膠原蛋白）過度沉積。許多慢性肝病均可引起肝纖維化，病因大致可分為感染性、先天性代謝缺陷、化學代謝缺陷及自身免疫性肝炎等。病情如果繼續發展下去，可能導致肝硬化（Liver Cirrhosis）、肝嚴重結疤，肝血流量顯著減少，最後造成肝功能衰竭。

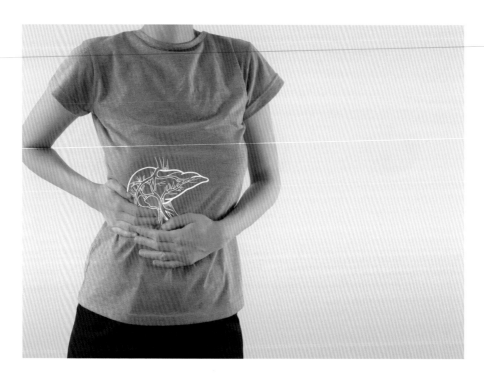

　　二〇一九年，美國康乃狄克大學在《疾病的分子基礎》期刊報導，煙醯胺核苷是一種 NAD^+ 前驅物，可減輕飲食誘導的小鼠肝纖維化。在這項研究中，調查了在飲食誘導的肝纖維化小鼠模式中，補充煙醯胺核苷（NR）是否可以減少肝纖維化的發展。

　　小鼠服用 NR 補充劑七週之後，體重顯著降低，而且減少了肝臟中膠原蛋白的累積。結果發現，NR 導致飲食誘導的肝纖維化減少，因此，NR 可能可以開發成人類肝纖維化的潛在預防劑。

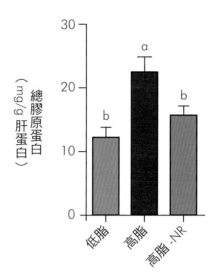

▲ NR 使高脂餵食後的肝膠原蛋白降低，減輕肝纖維化。
（Pham et al, Biochim Biophys Acta Mol Basis Dis. 2019, 1865(9):2451）

　　肝纖維化是對急性或慢性肝損傷的傷口癒合反應，可演變為肝硬化和肝癌。肝星狀細胞是驅動肝纖維化的細胞外基質的主要來源。二〇二一年，中國清華大學在《自由基生物醫學》期刊發表論文，標題為〈煙醯胺單核苷酸抑制肝星狀細胞活化以防止肝纖維化〉。

　　結果表明，NMN 下調促纖維化基因表達，導致肝星狀細胞失去活性，並減少肝纖維化小鼠模式中肝細胞外基質的累積。因此，補充NMN 是一種預防肝纖維化的新治療方法。

控制組	TAA	NMN＋TAA
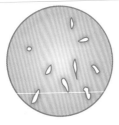	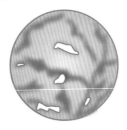	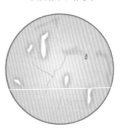

▲ NMN 減輕 TAA 造成的肝纖維化。

肝臟再生

　　肝臟再生（Liver Regeneration）是指肝臟能從剩餘組織中再長出來的過程。肝臟是唯一具有再生能力的內臟器官。肝臟可以在手術切除或化學損傷後再生，即使只剩一半大，肝臟還是可以再長回原來的大小。哺乳動物的再生主要是長回原來肝臟的重量，而不是形狀。

　　肝臟的再生能力對於手術切除或外傷或毒素引起的損傷的恢復相當重要。在肝臟再生過程中，煙醯胺腺嘌呤二核苷酸（NAD）的濃度會下降。二〇一七年，美國賓州大學在《肝病學》期刊報導，煙醯胺腺嘌呤二核苷酸生物合成能促進肝臟再生。

　　在接受部分肝切除術的小鼠的飲用水中提供了 NAD 前驅物煙醯胺核苷（NR）。NR 增加了再生肝臟中的 DNA 合成、有絲分裂和重量。有趣的是，NR 還改善了經常伴隨肝臟再生的脂肪變性（脂肪肝）。另外，肝細胞中缺乏煙醯胺磷酸核糖轉移酶的小鼠表現出再生能力受損，可透過給予 NR 來挽救。

第 9 章

肺與氣管疾病

　　肺是人類呼吸系統的主要器官。它們在呼吸系統中的功能是從空氣中提取氧氣，並將其轉移到血液中，並在氣體交換過程裡，將二氧化碳從血液中釋放到空氣。

　　肺部組織可能會受到多種呼吸系統疾病的影響，包括肺炎和肺癌。慢性阻塞性肺病包括慢性支氣管炎和肺氣腫，可能與吸菸或接觸有害物質有關。許多職業性肺部疾病可由煤塵、石棉纖維和結晶矽塵等物質引起。支氣管炎等疾病也會影響呼吸道。

慢性阻塞性肺病

　　慢性阻塞性肺病（Chronic Obstructive Pulmonary Disease, COPD）是一種阻塞性肺部疾病，其特徵是長期呼吸困難和呼吸氣流不順暢，主要症狀包括呼吸急促、咳嗽，以及有痰。它是一種進行性疾病，通常會隨著時間的推移而惡化，最後導致步行或穿衣服等日常活動變得困難。

　　慢性支氣管炎和肺氣腫是不同類型阻塞性肺病的較早術語。

COPD 的最常見原因是吸菸，其次是空氣污染和遺傳因素等原因。在開發中國家，常見的空氣污染源是燃燒木材和煮菜的柴火，而引起慢性阻塞性肺病的致病機制為氧化壓力。

NAD$^+$ 依賴性去乙醯酶（SIRT1）是一種抗衰老分子，在氧化反應中具有關鍵作用，但在 COPD 患者的肺部中含量下降。二〇一八年，義大利薩勒諾大學在《氧化醫學與細胞長壽》期刊發表論文，證實慢性阻塞性肺病患者外周血單個核細胞中 SIRT1 活性與肺功能改變相關。

研究顯示，COPD 患者中 SIRT1 的活性顯著降低。因此，SIRT1 驅動的抗氧化活性的喪失與 COPD 發病機理有關，SIRT1 活性是鑑定 COPD 的潛在生物標誌物。由於 SIRT1 需要依賴 NAD$^+$，因此 NAD$^+$ 前驅物 NMN 能啟動下游標靶 SIRT1 的活性，對於治療慢性阻塞性肺病深具潛力。

氣喘

氣喘（Asthma）是肺部氣道長期發炎的一種疾病，它的特點是多變和反復出現、也容易引發支氣管痙攣，症狀包括喘息、咳嗽、胸悶和呼吸急促，可能每天或每週發生幾次。氣喘症狀在夜間或運動時也可能會加重。氣喘的原因是由遺傳和環境因素共同引起的，環境因素包括暴露於空氣污染和過敏原，例如花粉。目前沒有治癒氣喘的方法，但治療不難，可以透過避免過敏原和呼吸道刺激物來預防，並使用吸入性皮質類固醇來抑制症狀。

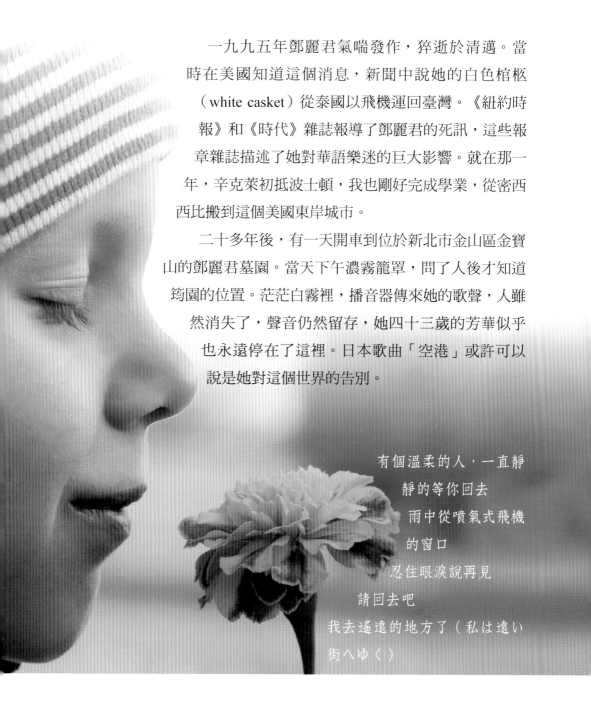

　　一九九五年鄧麗君氣喘發作，猝逝於清邁。當時在美國知道這個消息，新聞中說她的白色棺柩（white casket）從泰國以飛機運回臺灣。《紐約時報》和《時代》雜誌報導了鄧麗君的死訊，這些報章雜誌描述了她對華語樂迷的巨大影響。就在那一年，辛克萊初抵波士頓，我也剛好完成學業，從密西西比搬到這個美國東岸城市。

　　二十多年後，有一天開車到位於新北市金山區金寶山的鄧麗君墓園。當天下午濃霧籠罩，問了人後才知道筠園的位置。茫茫白霧裡，播音器傳來她的歌聲，人雖然消失了，聲音仍然留存，她四十三歲的芳華似乎也永遠停在了這裡。日本歌曲「空港」或許可以說是她對這個世界的告別。

有個溫柔的人，一直靜
靜的等你回去
雨中從噴氣式飛機
的窗口
忍住眼淚說再見
請回去吧
我去遙遠的地方了（私は遠い
街へゆく）

二〇一七年，美國湯瑪斯傑佛遜大學在《藥理學與治療劑》期刊報導，CD38 在過敏性氣道疾病的發病機制。在氣道平滑肌細胞中，炎性細胞因子增加 CD38 的表達，而在氣喘患者的細胞中更為明顯。CD38 是 NAD 消耗酶，因此氣喘患者的細胞內 NAD 濃度會下降。抑制 CD38 提高 NAD 濃度，可以抑制發炎以及降低細胞對過敏原的高度反應性，理論上可以改善氣喘症狀。

二〇一二年，美國明尼蘇達大學在《過敏症期刊》報導改變的 CD38 信號轉導導致氣喘。CD38 是一種在氣道平滑肌細胞中表達的跨膜蛋白。與氣喘有關的炎症細胞因子上調 CD38 表達，並增加氣道平滑肌細胞收縮反應。CD38 還會加劇過敏原或細胞因子誘導的炎症性氣道疾病。

由於 CD38 是 NAD 消耗酶，會造成細胞內 NAD 濃度降低，因此，補充 NMN 以提高 NAD 濃度或許可以改善氣喘症狀。

細胞內 NAD 濃度在老化期間會下降，而增加細胞 NAD 濃度的療法可能對許多與年齡相關的疾病產生有益影響。蛋白質 CD38 是一種多功能酶，可降解 NAD 並調節細胞 NAD 穩定態。在生理上，CD38 與代謝調節和多種疾病的發病機制有關，包括衰老、肥胖、糖尿病、心臟病、氣喘和炎症。

二〇一八年，美國梅約診所醫學院在《藥理學趨勢》期刊報導 CD38 的藥理學——癌症和衰老疾病的新興靶點。因此，提高 NAD 濃度可以改善許多症狀，其中一個就是氣喘。

肺纖維化

　　肺纖維化（Pulmonary Fibrosis）是一種肺部隨著時間推移最終結疤的病症。症狀包括呼吸急促、乾咳、感覺疲倦、體重減輕和杵狀指，併發症可能包括肺動脈高壓、呼吸衰竭、氣胸和肺癌。它是一種病因不明的慢性、進行性和致命的肺部疾病。

　　二〇一六年，韓國圓光大學在《結核病與呼吸疾病》期刊報導，增加細胞 NAD^+ 濃度對小鼠肺纖維化有保護作用。該研究檢查了細胞 NAD^+ 濃度增加對小鼠肺纖維化的影響。結果發現，拉帕酮（β-Lap）可以提高 $NAD^+ / NADH$ 比值，從而防止小鼠肺部炎症和纖維化。

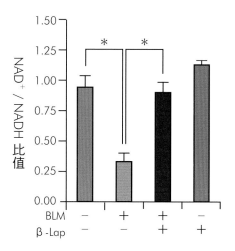

▲ 拉帕酮 β-Lap 提高 NAD⁺/ NADH 比值。
　（Oh et al, Tuberc Respir Dis. 2016, 79(4):257）

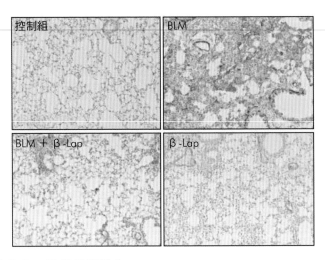

▲ 拉帕酮 β-Lap 改善肺纖維化。
（Oh et al, Tuberc Respir Dis. 2016, 79(4):257）

二〇二一年，中國南方醫科大學在《自由基生物醫學》期刊報導，香菸煙霧能降低 SIRT1 活性，誘導肺纖維化。

香菸煙霧促進了 DNA 損傷，下調了煙醯胺腺嘌呤二核苷酸 NAD$^+$/NADH 的比值，並抑制 SIRT1 活性。NAD$^+$ 前驅物煙醯胺單核苷酸和 PARP1 抑制劑則透過激活 SIRT1，發揮抗衰老作用。NMN 可能經由提高 NAD$^+$/NADH 比值，並激活 SIRT1 來減輕肺纖維化。

第 10 章

腎臟疾病

　　根據臺灣衛生福利部國民健康署分析，臺灣洗腎人口多的原因主要有六個：

- 老年人口及肥胖、糖尿病、高血壓等慢性病人口增加，因此引發的腎臟病也增加。
- 不當用藥習慣。有些藥物具有腎毒性，直接造成腎臟傷害。
- 健保全額給付透析醫療費用，病患不需負擔，造成洗腎人口顯著增加。
- 糖尿病及心血管疾病患者存活率提高，罹病時間延長，併發腎病變的人數增加。
- 透析醫療品質好，導致末期腎臟病人變多。
- 腎臟移植率低，洗腎病人離不開洗腎。

　　由於人口老化及慢性疾病的影響，「洗腎」變成了臺灣民眾常常聽到的不光彩名詞。

急性腎損傷

急性腎損傷（Acute Kidney Injury, AKI），以前稱為急性腎衰竭，是指在七天內出現的腎功能突然喪失。診斷急性腎損傷的實驗室檢查指標，包括血液中肌酸酐（Creatinine）濃度升高，或者腎臟無法產生足夠量的尿液。

人口老化帶來了與年齡相關疾病的新挑戰，包括急性腎損傷，其患病率和死亡率均隨著年齡的增長而增加。二○一七年，中國復旦大學在《美國腎臟學會期刊》中報導，煙醯胺單核苷酸（NMN）激活 Sirtuin 1 拯救了老年急性腎損傷。

研究發現，NAD^+ 前驅物 NMN 可以恢復小鼠的腎臟 SIRT1 活性和 NAD^+ 含量。補充 NMN 能保護小鼠免於急性腎損傷，而 SIRT1 缺乏則削弱了 NMN 的保護作用。

結果顯示，SIRT1 是腎臟衰老過程中的關鍵介質，因為 NMN 操縱 SIRT1 活性，有助於對老年急性腎損傷患者進行精確治療。

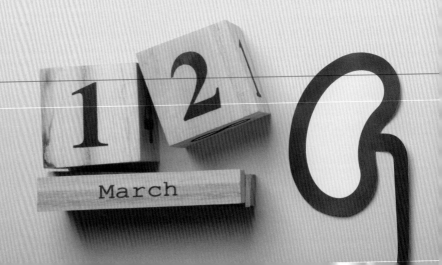

腎纖維化

腎纖維化（Renal Fibrosis）是細胞外基質過度累積的結果，幾乎在所有類型的慢性腎病中都會發生。腎纖維化的發病機制是一個漸進的過程，最終導致腎衰竭，這是一種需要洗腎或腎移植的疾病。簡單的說，腎纖維化是腎組織在慢性、持續性損傷後一個不成功的傷口癒合過程。

提高煙醯胺腺嘌呤二核苷酸（NAD^+）濃度被認為能抑制 DNA 損傷和纖維化。二〇二一年，中國北京大學在《生理學先驅》期刊報導，煙醯胺單核苷酸通過抑制腎小管 DNA 損傷和衰老，減輕急性腎損傷後的腎纖維化。

NMN 抑制 DNA 損傷、抗衰老和抗炎作用在小鼠模式中得到進一步證實。最重要的是，NMN 的抗纖維化作用也顯示在缺血性急性腎損傷小鼠模式中。結果表明，NMN 可以顯著抑制腎小管細胞 DNA 損傷、衰老和炎症。因此，NMN 可能可以預防或治療腎纖維化。

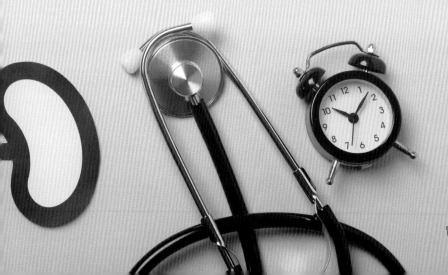

尿毒症

尿毒症（Uremia）是血液中尿素含量過高的情況。尿素是尿液的主要成分之一。它是血液中過量的氨基酸和蛋白質代謝終產物，如尿素和肌酐，通常會通過尿液排出體外。

尿毒症綜合徵可定義為腎功能衰竭的最終臨床表現，例如腎毒物質造成腎臟細胞壞死或纖維化，腎絲球發炎，或有一些全身性疾患，如高血壓、糖尿病控制不良造成腎臟硬化或糖尿病腎病變。

二〇一七年，中國桂林醫科大學在《實驗與治療醫藥》期刊報導，內源性 NAMPT 上調通過 SIRT1 通路與糖尿病腎炎纖維化有關；NMN 通過抑制內源性 NAMPT，減輕糖尿病腎炎纖維化。

煙醯胺磷酸核糖轉移酶（NAMPT）是煙醯胺腺嘌呤二核苷酸（NAD^+）生物合成途徑中的關鍵酶。而 NAMPT 已知可增加各種類型腎細胞中促纖維化分子的合成。在糖尿病大鼠中，SIRT1 表達顯著降低，NAD 和 NADH 濃度以及 NAD / NADH 比值顯著改變。

結果表明，NMN 透過抑制 NAMPT 上調和促進 SIRT1 表達，可以保護細胞免受纖維化之害，並改善腎炎纖維化。NMN 可能是治療腎炎纖維化的潛在藥物。

第 11 章

神經系統疾病

　　神經系統是身體中一個高度複雜的網路，透過在身體不同部位之間傳輸信號，用以協調動作和感覺。神經系統能檢測影響身體的環境變化，然後與內分泌系統協同工作來做出回應。它可分為「中樞神經系統」和「周圍神經系統」。中樞神經系統由大腦和脊髓組成；周圍神經系統主要由神經組成，將大腦和脊髓連接到身體其他部位。從大腦傳遞信號的神經稱為「運動神經」或「傳出神經」，而將信息從身體傳遞到中樞神經系統的神經稱為「感覺神經」或「傳入神經」。

　　神經學是專注於研究神經系統的一門科學。遺傳缺陷、外傷或毒性造成的身體損傷、感染或單純的衰老，都可能導致神經系統功能障礙。神經疾病學研究神經系統疾病，並尋找可以預防或治療這些疾病的干預措施。在周圍神經系統中，最常見的問題是神經傳導障礙，這可能是由不同原因所引起，包括糖尿病神經病變、脫髓鞘疾病，例如多發性硬化症、肌萎縮側索硬化症。

漸凍症

　　英國理論物理學家史蒂芬霍金（Stephen Hawking）博士在年輕時不幸得了俗稱「漸凍人」的病症。《愛的萬物論》是一部講述他的愛情與生活往事的電影。飾演霍金的艾迪瑞德曼由於精湛演繹這個角色（而且與年輕的霍金長得很像），贏得金球及奧斯卡最佳男主角獎。

　　霍金是劍橋大學數學教授。他的著作《時間簡史》曾登上英國暢銷書排行榜。二〇一八年去世，終年七十六歲。二〇〇二年，霍金應邀到浙江大學演講，在杭州停留八天，期間遊了西湖，並且吃了杭州名菜東坡肉、龍井蝦仁等。

　　肌萎縮性脊髓側索硬化症 （Amyotrophic Lateral Sclerosis, ALS）也稱為運動神經元疾病，是一種退行性神經肌肉疾病，會導致控制隨

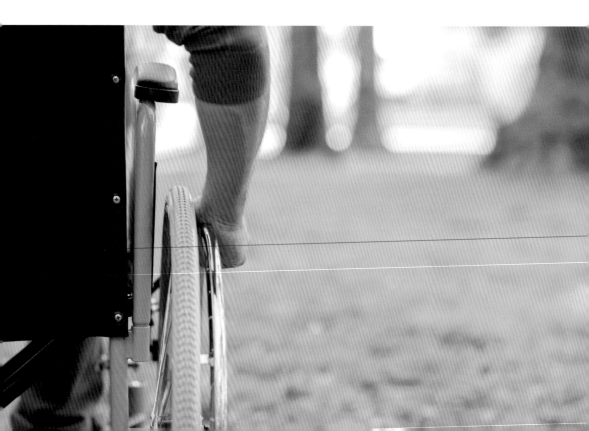

意肌的運動神經元逐漸喪失。它是最常見的運動神經元疾病。早期症狀包括肌肉僵硬、肌肉抽搐以及逐漸惡化的無力和肌肉萎縮。

有些患者始於手臂或腿部無力，有些則始於說話或吞嚥困難。一半的病人會出現輕度思維和行為困難，約百分之十五的人會出現癡呆。大多數患者都經歷過疼痛。受影響的肌肉包括咀嚼食物、說話和走路。最終會導致癱瘓和早逝，通常是由於呼吸衰竭。

二〇二〇年，美國南卡羅來納醫科大學在《實驗神經學》期刊評估，ALS 患者的 NAD^+ 生物合成途徑以及小鼠模式中 NAD^+ 濃度的影響。患者的脊髓中，NAMPT 蛋白顯著降低，表明與此病症有關。

該研究以星形膠質細胞在培養中誘導運動神經元死亡做實驗。當提高 NAD^+ 濃度，或增加 NAD^+ 依賴性去乙醯酶 SIRT3 和 SIRT6 的表達，可以消除它們在細胞培養模式中的神經毒性。結果表明，增加 NAD^+ 濃度具有治療 ALS 的潛力。

運動神經缺失

運動神經元中的 NAMPT 基因缺失，會導致粒線體功能障礙、肌肉萎縮，以及神經肌接頭的突觸功能受損，最後造成體重減少、運動神經元退化、運動功能缺陷、癱瘓和死亡。煙醯胺磷酸核糖轉移酶（NAMPT）是哺乳動物 NAD^+ 生物合成途徑的速率限制酶。

美國密蘇里大學研究成年小鼠神經元中因特定轉移酶的缺失，導致運動功能障礙，神經變性和死亡，研究結果發表於二〇一七年的《細胞報告》期刊。用煙醯胺單核苷酸（NMN）治療時，小鼠運動

功能缺陷會減少，而且能延長壽命。研究表明，NAD^+ 生物合成途徑是運動神經元疾病的潛在治療標靶。

佛萊德瑞克氏運動失調

佛萊德瑞克氏運動失調（Friedreich's Ataxia, FA）是一種染色體隱性遺傳病，會導致行走困難、手臂和腿部失去知覺，以及會逐漸惡化的語言障礙，症狀通常在五至二十歲之間開始。許多人在青少年時期患上肥厚型心肌病，需要手杖、輪椅等行動輔助工具。隨著疾病的進展，患者最後會失去視力和聽力，其他併發症包括脊柱側彎和糖尿病。

患者因脊髓神經退化導致運動失調，脊髓變細，神經細胞失去一些髓鞘，而且會因心臟病而縮短預期壽命，目前尚無有效的治療方法。二〇一七年，美國杜克大學在《洞察力》期刊報導，煙醯胺單核苷酸需要 SIRT3 來改善佛萊德瑞克氏運動失調心肌病變。

補充煙醯胺單核苷酸（NMN）提高 NAD$^+$ 濃度，可改善多種小鼠模式的心臟功能。NAD$^+$ 的作用機制是透過激活粒線體中的去乙醯酶 SIRT3。結果表明，NMN 能透過 SIRT3 介導，改善心臟和代謝功能。因此，補充 NMN 或 SIRT3 激活劑具有治療佛萊德瑞克氏運動失調的潛力。

萊氏症候群

萊氏症候群（Leigh Syndrome）是一種以神經系統疾病、代謝異常和過早死亡為特徵的粒線體疾病。萊氏症候群無法治癒，因此迫切需要新的治療靶點。二〇一九年，美國華盛頓大學在《科學報告》期刊報導靶向 NAD$^+$ 代謝作為粒線體疾病的干預措施。

在萊氏症候群小鼠模式中，NAD$^+$ 濃度下降造成 NAD$^+$ 氧化還原失衡。給予 NAD$^+$ 前驅物煙醯胺單核苷酸（NMN），不但延長小鼠的壽命，而且減輕了乳酸性酸中毒。這項研究確定了萊氏症候群在藥理學上的治療機制。

瓦勒氏退化

瓦勒氏退化（Wallerian Degeneration）是一種進行性的退化過程，當神經纖維被切斷或壓碎時，受損部位遠端的軸突部分（即遠離神經元細胞體）會退化，通常在損傷後二十四至三十六小時內開始。受損後軸突骨架解體，軸突膜破裂；軸索退化後是髓鞘降解和巨噬細胞浸潤；巨噬細胞伴隨史旺細胞，用以清除退化中的碎片。

因神經細胞壞死，使得遠端的神經軸及髓鞘逐漸溶解與崩壞，是一種常見於周邊神經的神經軸退化。神經軸退化發生在許多神經退行性疾病和外傷後，是一種不同於程序性細胞死亡的自毀過程。先前的研究表明，補充 NAD 可以保護神經元的軸突免受機械或神經毒性損傷引起的退化。

二〇〇六年，美國華盛頓大學在《神經科學期刊》報導，煙醯胺腺嘌呤二核苷酸延緩神經軸切斷後的神經軸退化。NAD 前驅物，包括煙醯胺單核苷酸（NMN）、菸酸單核苷酸，也可以延遲軸突退化。結果表明，透過刺激 NAD 生物合成途徑或給予 NMN，可能有助於預防或延緩神經軸退化。

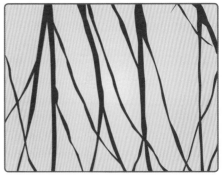

| 控制組 | 24 小時前給予 NMN |

▲ NMN 對神經軸索切斷後具保護作用。

第12章

生殖系統問題

生殖系統是由參與有性生殖的器官所組成，包含荷爾蒙和費洛蒙這些重要成分。男性生殖系統是一系列位於身體外部和男性骨盆區域周圍的器官，有助於生殖過程，其主要功能是為卵子受精提供男性精子。女性生殖系統是一系列位於身體內部和女性骨盆區域周圍的器官，包含子宮和卵巢等。

不孕症是指無法通過自然方式繁殖。全世界約有百分之五的夫婦有不孕問題。女性不孕的最常見原因是排卵問題，這通常表現為月經稀少或無月經。當今女性不孕症最常見的原因是生育延遲，因為卵母細胞的質量隨著年齡的增長而急劇下降，尤其是在三十五歲之後。

女性高齡不孕

雌性哺乳動物的生殖衰老與卵母細胞質量下降有關。卵母細胞質量下降是生育能力的限制因素。二〇二〇年，澳洲新南威爾斯大學在《細胞報告》期刊發表論文，證實補充 NAD$^+$ 可挽救衰老期間的雌性生育力（Female Fertility）。

隨著年齡的增長，卵母細胞質量的損失伴隨著煙醯胺腺嘌呤二核苷酸（NAD^+）濃度的下降。用 NAD^+ 前驅物煙醯胺單核苷酸（NMN）進行的治療，透過去乙醯酶 SIRT2 的表達，可使衰老動物的卵母細胞質量恢復活力，從而恢復生育力。

NMN 有助於發育中的胚胎，逆轉高齡產婦對發育胚胎的不利影響。因此，提高 NAD^+ 濃度能挽救雌性生殖功能。在生殖能力老化的雌性小鼠中，給予六天的 NMN 能促進胚泡形成，從百分之六十提高到百分之九十。

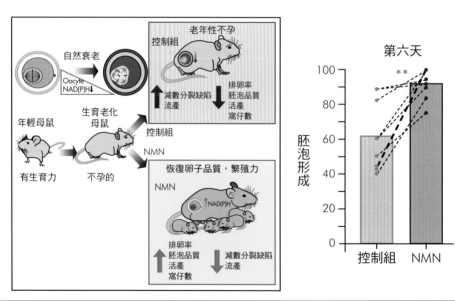

▲ NMN 促進胚泡形成，增進老化小鼠雌性生育力。

（Bertoldo et al, Cell Rep. 2020, 30(6):1670.）

NMN的
逆齡奇蹟

卵母細胞品質

　　高齡產婦與卵母細胞質量下降密切相關，補充煙醯胺單核苷酸（NMN）可透過恢復煙醯胺腺嘌呤二核苷酸（NAD^+）含量，有效提高自然衰老小鼠卵母細胞的品質。二○二○年，中國南京農業大學在《細胞報告》期刊報導，煙醯胺單核苷酸補充劑可逆轉高齡卵母細胞品質。

　　補充 NMN 不僅可以增加老年卵母細胞的排卵，而且還可以增強它們的減數分裂能力和受精能力。實驗結果發現，NMN 對衰老卵母細胞的有益作用是透過恢復粒線體功能，消除積累的自由基來抑制細胞凋亡，保護卵母細胞免受高齡產婦的老化影響，改善老年婦女的生殖能力。

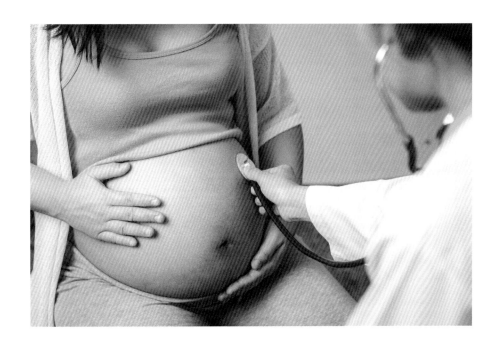

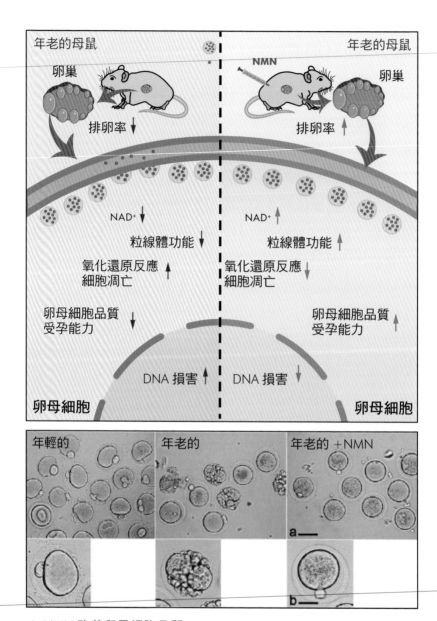

▲ NMN 改善卵母細胞品質。

（Miao et al, Cell Rep. 2020, 32(5):107987）

NMN的
逆齡奇蹟

先天性畸形

　　先天性畸形（Congenital Malformation）可以定義為胎兒在子宮中發生的結構或功能異常，也稱為出生缺陷、先天性疾病或先天性異常。這些疾病在產前發生，也可能在出生後發現。據估計，全世界有百分之六的嬰兒出生時患有先天性異常，導致每年數十萬例死亡。

　　一九七六年，美國密西根大學在《畸形學》期刊報導，NAD 前驅物可作為抗畸形劑。致畸形劑 ATDA 是煙醯胺的拮抗劑，實驗中測試了幾種 NAD 前驅物作為抗畸劑。在妊娠第十一天，對懷孕的大鼠進行單次注射 ATDA，然後立即注射或餵食 NAD 及其前驅物，並在第二十天檢查胎兒。

　　每種抗畸形劑都顯著降低了胎兒再吸收和畸形的頻率。在某些劑量下，每種抗畸形藥都可以完全保護 ATDA 誘導的畸形。結果顯示，NAD 前驅物可作為抗畸形劑。

ATDA（100 mg/kg）	注射的大鼠數量	畸形胎兒 %	胎兒重量（公克）
	24	94.6	2.54
+50 mg 煙醯胺	9	0	4.12
+50 mg NAD	11	0	4.11
+100 mg 色胺酸	9	4.3	4.40
+100 mg kynurenine	11	2.6	3.86
+200 mg quinolinic acid	11	15.9	3.84
+100 mg 煙酸	8	0	4.39

▲ NAD 和 NAD 前驅物能防止大鼠胎兒畸形。

二〇一七年，澳洲新南威爾斯大學在《新英格蘭醫學期刊》報導 NAD 缺乏症、先天性畸形和菸酸補充劑的關係。由於 NAD 缺乏，小鼠的胚胎中出了現缺陷。在妊娠期間預防 NAD 缺乏可避免缺陷。由於 NAD 的合成中斷導致小鼠 NAD 缺乏和先天性畸形，妊娠期間應補充 NAD 前驅物，例如菸酸，可防止小鼠畸形。

男性性功能問題

勃起功能障礙（Erectile Dysfunction, ED），也稱為陽痿，是指陰莖在性行為期間無法勃起或保持勃起的一種性功能障礙。這是男性最常見的性問題，大約百分之八十屬於生理原因，包括心血管疾病、糖尿病、神經系統問題、前列腺切除、性腺機能減退和藥物副作用；另外約百分之十的病例是心理性陽痿，由思想或感覺引起。老化也會造成勃起功能障礙，六十多歲男性的發病率是四十多歲男性的四倍。

二〇一一年，中國上海交通大學在《性醫學期刊》報導，PARP 抑制劑透過抑制糖尿病大鼠的海綿體平滑肌細胞凋亡，恢復勃起功能。實驗以大鼠在糖尿病誘導後十二週，透過海綿體神經刺激評估勃起功能。

糖尿病引起的勃起功能障礙，其機制包括細胞凋亡增加、膠原蛋白沉積增加和海綿體內平滑肌含量減少。聚二磷酸腺苷核糖聚合酶（PARP）的激活可能參與誘導海綿體細胞凋亡，而抑制此途徑也許可以改善糖尿病大鼠的勃起障礙。結果發現，糖尿病大鼠勃起功能障礙給予 PARP 抑制劑 3-AB 後，陰莖 NAD 濃度增加，伴隨勃起功能改善。

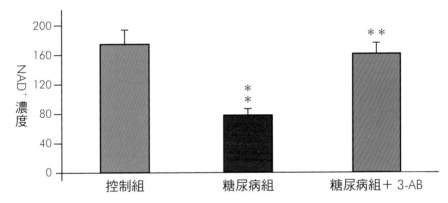

▲ 陰莖海綿體平滑肌 NAD 含量增高，勃起功能改善。

第 **13** 章

骨骼疾病

　　骨骼是構成脊椎動物骨架的堅硬組織。骨骼保護身體的各個器官，生產紅血球和白血球，儲存礦物質，為身體提供結構和支撐，並促進移動性。骨骼有多種形狀和大小，並且具有複雜的內部和外部結構。它們重量輕但堅固且硬，並具有多種功能。在骨骼中發現的其他類型的組織，包括骨髓、骨內膜、骨膜、神經、血管和軟骨。

　　出生時，人體內大約有三百塊骨頭，其中許多在發育過程中融合在一起，在成年體中總共留下兩百零六塊獨立的骨頭。身體最大的骨頭是股骨（大腿骨），最小的是中耳的鐙骨。許多疾病都會影響骨骼，包括關節炎、骨折、感染、骨質疏鬆症和腫瘤。

骨質疏鬆

　　骨質疏鬆症（Osteoporosis）是一種全身性骨骼疾病，其特徵是骨頭重量減少、骨組織微結構退化，導致骨骼脆弱，因此增加骨折風險。這是老年人骨折的最常見原因，通常會斷裂的骨骼包括脊椎的椎骨、前臂的骨骼和臀部。患者一般沒有任何症狀，骨折後可能會出現

慢性疼痛，無法正常活動。

　　長期糖皮質激素治療被認為是造成骨質疏鬆症的重要危險因素。二〇二〇年，中國南昌大學於《分子醫學報告》期刊報導，煙醯胺單核苷酸透過調節信號傳導途徑，減輕糖皮質激素誘導的成骨抑制作用。

　　煙醯胺單核苷酸（NMN）是 NAD+ 生物合成的前驅物，被廣泛用於補充體內 NAD+ 的不足。NMN 減弱了糖皮質激素誘導的成骨抑制作用，並促進 SIRT1 的表達。結果顯示，NMN 可能是糖皮質激素誘發的骨質疏鬆症的潛在治療藥物。

| 控制組 | Dex | Dex＋NMN |

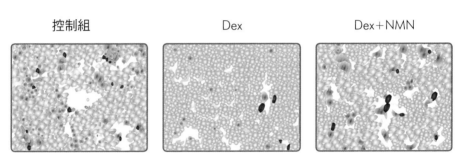

▲　NMN 逆轉糖皮質激素 Dex 造成的骨質疏鬆。

椎間盤退化

　　椎間盤退化（Intervertebral Disc Degeneration, IDD）是導致腰痛的主要原因之一，即俗稱的「骨刺」，嚴重降低了患者的生活質量。細胞衰老被認為是導致椎間盤退化的重要因素。炎症反應、氧化壓力

和粒線體功能障礙與椎間盤衰老密切相關。因此，抑制炎症反應和氧化壓力，以及維持粒線體功能，可能有助於治療椎間盤退化。

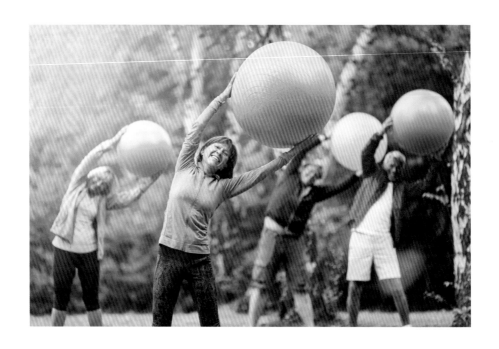

二〇二〇年，中國蘭州大學在《臨床化學期刊》報導，Sirtuins和椎間盤退化在炎症、氧化壓力和粒線體功能中的作用。Sirtuin 蛋白家族由七個成員（SIRT1-7）組成，主要透過調節炎症、氧化壓力和粒線體功能參與各種衰老相關疾病。其中，SIRT1、SIRT2、SIRT3、SIRT6 與椎間盤退化密切相關。Sirtuin 蛋白激活劑煙醯胺單核苷酸（NMN），在臨床前研究中發現能激活 SIRT3，預防椎間盤退化。

第 14 章

心血管疾病

　　心血管疾病是涉及心臟或血管的疾病，包括冠狀動脈疾病，例如心絞痛和心肌梗塞（通常稱為心臟病發作）。其他心血管疾病包括中風、心臟衰竭、高血壓性心臟病、風濕性心臟病、心肌病、心律異常、先天性心臟病、瓣膜性心臟病、心臟炎、主動脈瘤、外周動脈疾病、血栓栓塞性疾病和靜脈血栓形成。

　　每種心血管疾病的潛在機制各異。冠狀動脈疾病、中風和外周動脈疾病涉及動脈粥樣硬化，可能是由高血壓、吸菸、糖尿病、缺乏運動、肥胖、高血脂、不良飲食、過度飲酒和睡眠不足所引起。據估計，多達百分之九十的心血管疾病是可以預防的，包括通過以下方式改善危險因素：健康飲食、運動、避免吸菸和限制酒精攝入。治療高血壓、血脂、糖尿病等危險因素也有益處。

血脂異常

血脂異常（Dyslipidemia）是血液中脂質含量異常，例如三酸甘油酯、膽固醇、脂肪磷脂。血脂異常是動脈粥狀硬化性心血管疾病的危險因子。在已開發國家，大多數的血脂異常主要是高脂血症，也就是血液中的脂質過高，通常是由於高脂飲食和不良生活習慣所造成。身體長期的胰島素抵抗也可導致血脂異常。評估血脂異常主要有三項：三酸甘油酯（TG）、高密度脂蛋白膽固醇（HDL-C）和低密度脂蛋白膽固醇（LDL-C）。

第一項，高三酸甘油酯可能表示已經有血脂異常。三酸甘油酯使用極低密度脂蛋白（VLDL）作為載體在血液中運輸；三酸甘油酯過高同時也是急性胰臟炎的危險因子。

第二項，評估血脂異常的是高密度脂蛋白膽固醇。高密度脂蛋白膽固醇由很少的脂質和大量的蛋白質組成，它對身體有益，因為能進入組織並吸收額外的膽固醇和脂肪來發揮作用，因此被稱為「好膽固醇」，有助於防止斑塊形成，其他功能包括促進心血管健康，例如抗氧化作用、防止血栓形成、維持內皮功能和維持低血液黏度。高密度脂蛋白膽固醇濃度過低即可表示為血脂異常，是併發症的危險因素。

第三項是低密度脂蛋白膽固醇。它由膽固醇、TG、磷脂和載脂蛋白組成；它與血管內皮結合形成斑塊。一旦斑塊形成，血液中漂浮的 LDL-C 就會附著在斑塊上並導致進一步的聚積。它也有氧化作用，造成膽固醇累積和炎症細胞因子釋放，因而損害血管。由於 LDL-C 的破壞作用，濃度過高會增加心血管疾病的風險，是血脂異

常的特徵之一。

　　二〇一二年，瑞士洛桑聯邦理工學院在《細胞代謝》期刊報導，NAD$^+$前驅物煙醯胺核苷 NR 可增強氧化代謝並防止高脂肪飲食引起的肥胖。補充 NR 會增加 NAD$^+$濃度並激活 SIRT1 和 SIRT3，最終增強氧化代謝，並防止高脂肪飲食引起的膽固醇增加。

　　二〇一六年，中國第二軍醫大學在《英國藥理學期刊》報導，肝臟 NAD$^+$缺乏為非酒精性脂肪肝疾病的治療標靶。結果顯示，NR 能降低高脂肪飲食引起的肝臟脂肪、三酸甘油酯、膽固醇。因此可推論，NR 同樣能改善血脂過高的問題。

動脈粥樣硬化

　　動脈粥樣硬化（Atherosclerosis）是動脈硬化疾病的一種，特徵是動脈壁出現損傷。由於動脈粥樣硬化斑塊的聚積，這些損傷可能導致動脈狹窄，最初通常沒有症狀，嚴重時可能導致冠狀動脈疾病、中風、外周動脈疾病或腎臟問題。一般來說，步入中年之後才會開始出現症狀。

　　動脈粥狀硬化的確切原因尚不清楚，風險因素包括膽固醇過高、炎症標誌物濃度上升、高血壓、糖尿病、吸菸、肥胖、家族史和不健康飲食。斑塊由脂肪、膽固醇、鈣和血液中的其他物質組成，動脈變窄會限制富含氧氣的血液流向身體各部位。

　　二〇一九年，美國奧克拉荷馬大學在《老年科學》期刊報導，補充煙醯胺單核苷酸（NMN）可促進老年小鼠主動脈中抗動脈粥樣硬化作用。

血管老化的特徵是 NAD$^+$ 耗竭。在老年小鼠中，透過 NAD$^+$ 增強劑 NMN 恢復細胞 NAD$^+$ 濃度，可發揮顯著的血管保護作用，改善血管舒張，減輕氧化壓力，並改變基因表達，可能具有抗動脈粥樣硬化的作用。

二〇一六年，日本金澤醫科大學在《老化》期刊報導，SIRT1 在血管組織中的保護作用，與血管老化和動脈粥樣硬化的關係。動脈粥樣硬化引起的心血管疾病是老年患者的主要死因，因為衰老過程會啟動動脈粥樣硬化的發病機制。卡路里限制被認為是一種飲食干預，可促進長壽和延緩與年齡相關的疾病，包括動脈粥樣硬化。

在衰老的血管組織中，SIRT1 的表達和活性降低。內皮細胞、血管平滑肌細胞和單核細胞／巨噬細胞中的 SIRT1 缺陷，導致氧化壓力增加、發炎、泡沫細胞形成、自噬和一氧化氮產量降低，從而造成血管老化和動脈粥樣硬化。SIRT1 的激活可能是一種動脈粥樣硬化的治療新策略。

心臟衰竭

心臟衰竭（Heart Failure），也稱為充血性心臟衰竭，是指心臟無法充分打出血液以供應身體需求，症狀通常包括呼吸急促、容易疲勞和腿部腫脹。

心臟需要連續供應腺苷三磷酸（ATP）以維持收縮。心臟的大部分 ATP 是由粒線體透過氧化磷酸化而產生。由於心臟的 ATP 儲備有限，粒線體不間斷的 ATP 供應對於維持心臟功能至為重要，否則會

導致心臟衰竭。

　　心臟衰竭與粒線體功能障礙有關，因此恢復或改善粒線體功能在治療上具有重要性。NAD⁺濃度和NAD⁺介導的去乙醯酶活性的降低，已被認為會造成粒線體功能下降。美國凱斯西儲大學探討煙醯胺單核苷酸（NMN）是否可保持心臟粒線體的恆定，並防止心臟衰竭的研究結果在二〇一七年於《分子與細胞心臟學期刊》發表。

　　結果發現，NMN能保護小鼠因壓力超負荷引起的心臟衰竭。NMN保留了粒線體的超微結構，減少活性氧自由基，並防止心臟細胞死亡。研究證明，粒線體在心臟病發病機制中至關重要，而NMN療法則深具潛力。

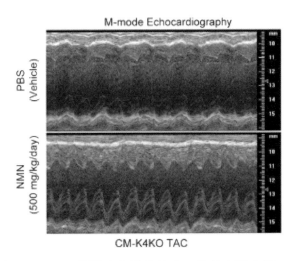

▲ 心臟超音波顯示NMN能增強心臟收縮力，改善心臟衰竭。
（Zhang et al, J Mol Cell Cardiol. 2017, 112:64.）

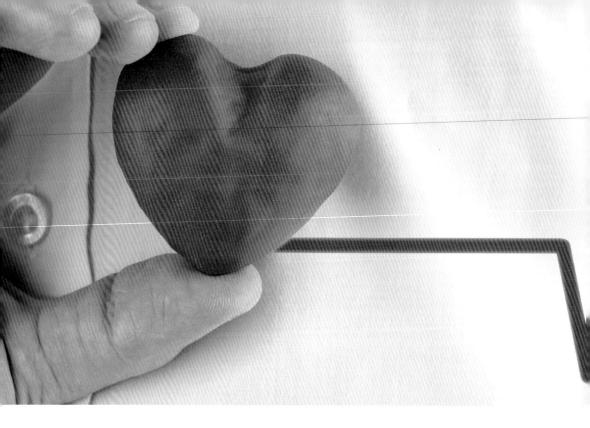

心臟肥大

　　心臟肥大（Cardiac Hypertrophy）是心肌的異常增大或增厚，由心肌細胞的增大和其他心肌成分（例如細胞外基質）的變化引起。造成心臟肥大的原因可以是生理性的，例如，運動員的大量運動，或病理性的，例如，高血壓或瓣膜疾病造成的結果。

　　自從發現依賴於 NAD 的去乙醯酶 Sirtuins，人們已經認識到維持細胞內 NAD 的濃度對於細胞壓力反應的管理至關重要。二〇一〇年，美國芝加哥大學在《生物化學期刊》報導，NAD 透過激活 SIRT3 途徑阻斷心臟肥大反應。

　　心臟肥大與細胞內 NAD 濃度的下降有關，但與運動誘導的生理

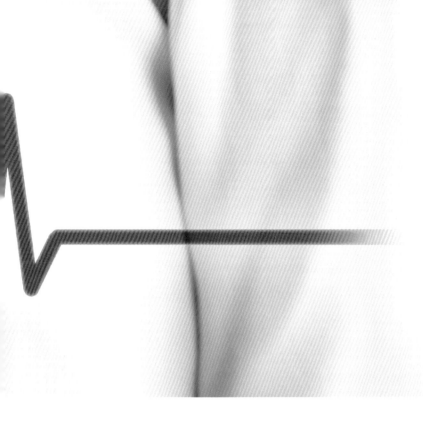

性肥大無關。給予 NAD 能夠維持細胞內 NAD 的濃度,並且可以在體外和體內阻斷激活劑誘導的心臟肥大反應。結果顯示,NAD 可作為心臟肥大抑制劑,預防 NAD 耗竭,對治療心臟肥大深具潛力。

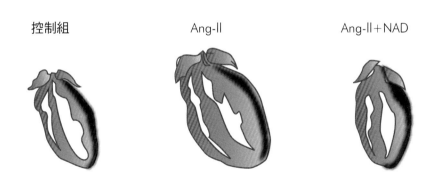

控制組　　　　　　　Ang-II　　　　　　　Ang-II＋NAD

▲ NAD 使血管張力素 Ang-II 引起的心臟肥大恢復正常。

心纖維化

　　心纖維化（Myocardial Fibrosis）通常是指心肌中細胞外基質的過度沉積，但也指由於心臟成纖維細胞的不當增殖而導致的心臟瓣膜異常增厚。纖維化的心肌較硬，最後可能會進展成心臟衰竭。

　　纖維化是目前缺乏有效治療的進行性心臟病的病理標誌。煙醯胺單核苷酸（NMN）已知對心臟疾病有益，但對心纖維化的作用及機制尚不清楚。二〇二一年，中國中南大學在《生命科學》期刊報導，煙醯胺單核苷酸通過調節氧化壓力減輕心纖維化。

　　結果發現，NMN 可以通過 NAD^+ / SIRT1 依賴的方式，抑制氧化壓力，從而減弱體內心纖維化和體外成纖維細胞的活化。

高血壓

　　高血壓（Hypertension）是一種慢性疾病，患者血壓一直很高，可分為原發性或繼發性，大約百分之九十到百分之九十五的病例是原發性的，也就是沒有特定的生活方式和遺傳因素所導致。增加高血壓風險的生活方式因素包括飲食中鹽分過多、體重過多、吸菸和飲酒，其餘百分之五到百分之十的病例歸為繼發性高血壓，是由可識別原因引起的高血壓。

　　高血壓是中風、心肌梗塞和心臟衰竭的主要危險因素，約影響百分之三十的成年人口。粒線體功能障礙會導致高血壓，但具體機制尚不清楚。二〇二〇年，美國凡德比爾大學在《循環研究》期刊報導，

粒線體去乙醯酶 SIRT3 減少血管功能障礙和高血壓，而原發性高血壓中，SIRT3 的耗損與血管炎症和氧化壓力相關。

粒線體去乙醯酶 SIRT3 在調節與高血壓相關的代謝和抗氧化功能中至關重要，而心血管疾病的危險因素會降低 SIRT3 的表達量。在小鼠中增加 SIRT3 蛋白表達量可防止這些有害作用。

高血壓中的 SIRT3 耗竭可促進內皮功能障礙，血管肥大，血管炎症和終末器官損害。研究數據支持 SIRT3 表達在血管功能障礙和高血壓中的治療潛力。因為 NMN 在體內能轉變成 NAD 並增強下游標靶 SIRT3 的活性，所以可以反轉因 SIRT3 耗竭而造成的高血壓。

中風

中風（Stroke）是一種疾病，因為流向腦部的血液不足而導致細胞死亡。中風有兩種主要類型：由於血流缺少引起的缺血性中風，以及出血引起的出血性中風，兩者都會導致大腦部分功能喪失。中風的症狀包括身體一側無法感覺或移動、理解力或說話困難、頭暈或單側視力喪失。

補充 NAD$^+$ 已被證明可預防腦部疾病，例如肌萎縮性側索硬化症和缺血性中風。但是，這種干預是否對腦出血有治療作用尚不清楚。二〇一七年，中國第二軍醫大學在《科學報告》期刊報導，煙醯胺單核苷酸（NMN）透過激活信號通路，減輕腦出血後的腦損傷。

結果表明，NMN 可透過抑制神經炎症及氧化壓力來治療腦出血造成的腦損傷。NMN 治療七天可顯著促進神經功能的恢復。

血管老化造成循環不良

毛細血管密度和血流量隨著年齡的增長而下降，是死亡率和發病率高的主要原因。NAD 前驅物透過激活調節運動和飲食限制益處的去乙醯酶（SIRT1-SIRT7）來部分逆轉衰老。二〇一八年，美國哈佛醫學院在《細胞》期刊報導，內皮 NAD^+ 信號網絡受損是血管老化的可逆原因。

實驗證實，NAD^+ 促進劑煙醯胺單核苷酸（NMN）能透過促進 SIRT1 依賴性毛細血管密度的增加，改善老年小鼠的血流量、耐力和血管老化。

造血作用不足

造血作用（Hematopoiesis）是血液細胞成分的組成過程。在健康的成年人中，每天大約會產生 10^{11} 個新血球，藉以維持血液循環的穩定，而所有的血球均來自造血幹細胞。造血幹細胞存在於骨髓中，具有生產所有不同成熟血球的獨特能力，它們能自我更新。當它們分化時，至少有部分子細胞仍保留為造血幹細胞，因此幹細胞庫不會枯竭耗盡。

二〇一九年，瑞士洛桑聯邦理工學院在《幹細胞》期刊報導，NAD 促進劑煙醯胺核苷（NR）有效刺激造血作用。在免疫缺陷小鼠中，NR 增加了白血球祖細胞的產生。因此，對化療和放療後患有血液衰竭的患者，NR 具有恢復造血幹細胞的潛力。

第 15 章

免疫系統疾病

　　自體免疫疾病是對正常身體部位的異常免疫反應所引起的病症。致病原因不明，目前已知的自體免疫疾病至少有八十種，幾乎任何身體部位都可能被攻擊。常見症狀包括低燒和疲倦，症狀常來了又去。

　　一些自體免疫疾病會在家族中遺傳，某些病例可能由感染或其他環境因素引發。通常被認為是自體免疫性的一些常見疾病，包括乳糜瀉、第一型糖尿病、格雷氏病、炎性腸病、多發性硬化症、牛皮癬、類風濕性關節炎和全身紅斑性狼瘡。

　　治療取決於病情的類型和嚴重程度。非類固醇抗炎藥和免疫抑制劑經常被用來治療自體免疫疾病，雖然會改善症狀，但通常無法治癒疾病。

全身紅斑性狼瘡

　　全身紅斑性狼瘡（Systemic Lupus Erythematosus, SLE）是一種自身免疫性疾病，其中身體的免疫系統錯誤的攻擊身體許多部位的健康

組織，症狀因人而異，可能從輕微到嚴重，常見症狀包括關節疼痛和腫脹、發燒、胸痛、脫髮、口腔潰瘍、淋巴結腫大、感覺疲倦以及最常見於面部的紅色皮疹。此病症通常有發病期，稱為「耀斑」，以及緩解期。在緩解期間幾乎沒有症狀，病因尚不清楚，但可能跟遺傳和環境因素有關。

二〇二〇年，美國梅約診所醫學院在《風濕病學新觀點》期刊報導，NAD 消耗酶 CD38 是全身性硬化症、全身紅斑性狼瘡和類風濕性關節炎的新興藥理學靶點。

針對紅斑性狼瘡患者檢查了各種免疫細胞的 CD38 表達模式，結果發現，紅斑性狼瘡患者的外周血和發炎組織的漿母細胞、B 細胞和漿細胞樣樹突細胞，它們的 CD38 表達比健康對照組更高。

煙醯胺腺嘌呤二核苷酸（NAD）代謝和 CD38 表達可能參與風濕病的發病機制。NAD 促進劑是風濕性疾病（包括紅斑性狼瘡）的潛在治療方法，特別以抑制 CD38 酶的活性為主。

多發性硬化症

多發性硬化症（Multiple Sclerosis, MS）是腦脊髓炎的一種，屬於脫髓鞘疾病。此病症是因為大腦和脊髓的神經細胞絕緣被破壞，損害了神經系統傳遞信號的能力，導致一系列生理、心理和精神方面的問題，例如複視、單眼失明、肌肉無力和感覺及協調障礙。

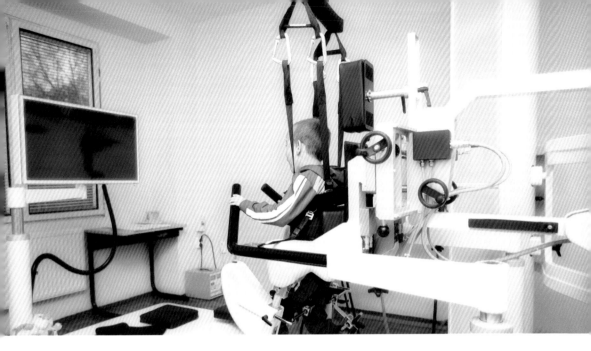

　　多發性硬化症的病因尚不清楚，但可能與自體免疫疾病或髓鞘生成細胞喪失有關，其原因包括病毒感染引發及遺傳和環境因素。中國河北醫科大學探討煙醯胺腺嘌呤二核苷酸（NAD⁺）對多發性硬化症的影響，研究結果發表在二〇二〇年《生物科學報告》期刊。

　　該實驗以 NAD⁺ 治療或不治療的小鼠行為缺陷做臨床評分。小鼠的行為缺陷評分，15 分是疾病狀態的總和。尾巴（得分 0-2）和四肢（得分 0-3）的評估如下：尾巴的評估，0 表示沒有跡象，1 代表半麻痺，2 代表完全麻痺；四肢的評估，0 表示沒有跡象，1 表示步態弱或改變，2 表示輕微癱瘓，3 表示完全癱瘓。四肢完全癱瘓的小鼠得分為 14，而死亡為 15。

　　NAD⁺ 治療可減少炎症細胞和脫髓鞘病灶，降低臨床評分並延遲疾病發作。研究表明，NAD⁺ 是多發性硬化症的潛在治療方法。由於 NMN 是 NAD⁺ 直接前驅物，給予 NMN 也會有同樣效果。

牛皮癬

　　牛皮癬（Psoriasis）又稱為銀屑病，是一種持久、無傳染性的自體免疫疾病，特徵為皮膚異常隆起。在皮膚較黑的人當中，這些區域通常是紅色或紫色、乾燥、發癢和有鱗屑，嚴重程度從局部斑塊到覆蓋全身。皮膚受傷會觸發該部位的牛皮癬皮膚變化。

　　二〇〇七年，波蘭羅茲醫科大學在《皮膚藥理學與生理學》期刊報導，NAD 用作抗銀屑病的外部用藥。該研究探討了氧化型煙醯胺腺嘌呤二核苷酸（NAD^+）在三十七例牛皮癬患者中的有效性。由於 NAD^+ 相對不穩定，因此局部外用 NAD^+ 軟膏較為穩定。

　　施用四週後，NAD^+ 外用軟膏減少紅斑、滲透和脫皮的現象與治療藥物相似。NAD^+ 在室溫下容易分解，而在攝氏五度時則較為穩定。因此，為了長期使用，應將軟膏保存在冰箱裡。NAD^+ 軟膏對牛皮癬具有良好功效，且每天僅需使用兩次即可。如果給予 NMN 來補充身體的 NAD 不足，或許也能減輕牛皮癬症狀，但需進一步人體試驗證明。

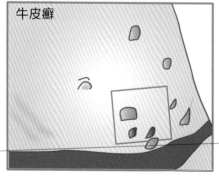
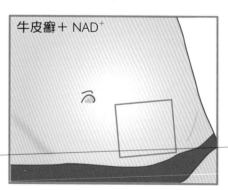

▲ NAD^+ 軟膏明顯消除牛皮癬。

全身性硬化症

　　全身性硬化症（Systemic Sclerosis）是一種自身免疫性疾病，可能導致皮膚、血管、肌肉和內臟器官發生變化，也稱為硬皮病。這種疾病可以局限於皮膚，也可以涉及其他器官，症狀可能包括皮膚增厚、僵硬、感覺疲倦，以及在寒冷環境中流向手指或腳趾的血流不暢，其中一種情況會導致鈣沉積、雷諾氏綜合徵、食道問題、手指和腳趾皮膚增厚，以及局部血管擴張。此病症的病因仍不清楚，可能是由於異常的免疫反應。

　　二〇二〇年，美國西北大學在《iScience》期刊報導，針對 CD38 依賴性 NAD^+ 代謝以減輕多重器官纖維化。全身性硬化症中多器官纖維化的潛在過程仍然不清楚，它與煙醯胺腺嘌呤二核苷酸（NAD^+）的下降可能有關。本實驗以博來黴素 BLM 引發全身性硬化症。

控制組	BLM	BLM + NR

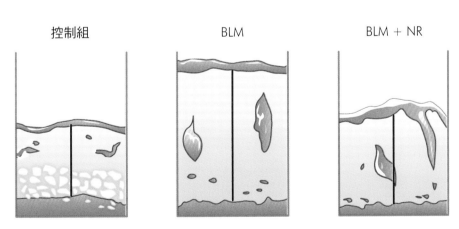

▲ NR 改善全身性硬化症的皮膚增厚。（BLM 為博來黴素）

透過 CD38 靶向或 NAD^+ 前驅物補充劑增強 NAD^+，可保護小鼠免受皮膚、肺和腹膜纖維化的影響。實驗發現，CD38 會降低 NAD^+ 濃度和 Sirtui 活性以增強細胞纖維化反應，而抑制 CD38 則具有相反的效果。CD38 上調和由此導致的 NAD^+ 穩態破壞，確定是驅動纖維化的基本機制，表明 CD38 可能是新的治療靶點。

類風濕性關節炎

類風濕性關節炎（Rheumatoid Arthritis）是一種長期的自體免疫疾病，主要影響關節。它通常會導致關節發熱、腫脹和疼痛，一般在休息後疼痛和僵硬會惡化，最常見的是腕部和手部。此炎症的病因仍不清楚，但可能是遺傳和環境因素的綜合作用。它的潛在機制可能是身體免疫系統攻擊關節，導致關節囊發炎和增厚。

二〇一八年，美國強生研究院在《關節炎研究與治療》期刊報導，CD38 是類風濕性關節炎和全身紅斑性狼瘡的治療靶點。漿母細胞和漿細胞在許多自體免疫疾病中扮演關鍵角色。與健康人相比，類風濕性關節炎患者的滑膜漿細胞／漿母細胞的 CD38 顯著上調。結果表明，CD38 可能是類風濕性關節炎的潛在治療靶點。由於 CD38 是 NAD 消耗酶，補充 NAD 前驅物或許能改善此症，但需要更多的動物模式評估。

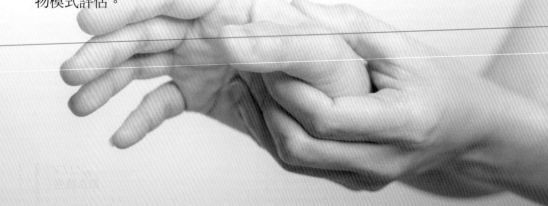

第 16 章

腸道疾病

　　有許多疾病和狀況會影響胃腸系統，包括感染、炎症和癌症。腸胃炎是胃腸道最常見的疾病，也稱為感染性腹瀉，是胃和腸的炎症，症狀包括腹瀉、嘔吐和腹痛，還可能出現發燒、倦怠和脫水，通常病情持續少於兩週。腸胃炎通常是由病毒引起。然而，細菌、寄生蟲和真菌也會引起腸胃炎。在兒童中，輪狀病毒是導致嚴重疾病的最常見原因；在成人中，諾羅病毒則是主要原因。

　　結腸炎是結腸的炎症，可能是急性的、自限性的或長期的，屬於消化系統疾病。老年性便秘通常預防比治療容易，可用適當的運動、水分攝入和高纖維飲食來預防。

結腸炎

　　潰瘍性結腸炎（Ulcerative Colitis, UC）是一種長期疾病，會導致結腸和直腸發炎和潰瘍，主要症狀是腹痛和帶血的腹瀉，也可能發生體重減輕、發燒和貧血。此病症通常症狀出現緩慢，從輕微到嚴重，而且經常間歇性出現，在兩次發作之間沒有症狀，併發症可能包括結

腸異常擴張（巨結腸）、眼睛、關節或肝臟發炎，以及結腸癌。

潰瘍性結腸炎的病因目前未知，理論上涉及免疫系統功能障礙、遺傳、正常腸道細菌的變化和環境因素，在發達國家的發病率往往更高，有人認為這是由於較少接觸腸道感染，或者是西方飲食和生活方式所造成。

二○一九年，中國浙江大學在《世界胃腸病學》期刊報導，SIRT1 減輕潰瘍性結腸炎。SIRT1 是一種煙醯胺腺嘌呤二核苷酸（NAD$^+$）依賴性去乙醯酶，與多種疾病有關，包括癌症、代謝疾病和炎症。然而，SIRT1 在潰瘍性結腸炎中的作用仍不清楚。

該研究發現，SIRT1 透過抑制內質網壓力介導的細胞凋亡分子，減少腸道細胞凋亡。因此，激活 SIRT1 具有治療潰瘍性結腸炎的潛力。

結腸退化性便秘

在一般人群中，便秘率為百分之二到百分之三十。住在養老院的老年人中，便秘率則為百分之五十到百分之七十五。根據高雄民生醫院家庭醫學科的《淺談老年性便秘》，其原因有幾個：

■ 老年人由於腸道肌肉乏力、腸道神經老化，使腸管的蠕動減弱。

■ 神經系統包括大腦、盆底和直腸神經感受和功能異常。

■ 消化力減低，偏食精細加工食物，都會使結腸運動刺激減弱。

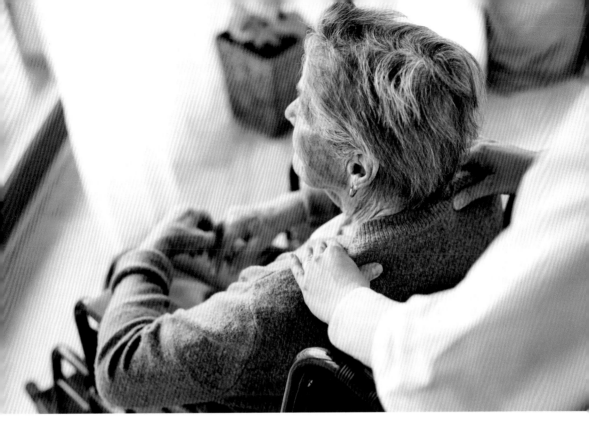

- 內分泌疾病、中風和脊髓損傷、帕金森症等，都可影響結腸運
  動和感覺功能。
- 情緒上的問題，如孤獨、睡眠不足，或精神受到刺激都會導致
  便秘。

　　二〇一七年，中國杭州師範大學在《信號傳導與標靶治療》期刊
報導，補充煙醯胺腺嘌呤二核苷酸可挽救老年小鼠的結腸退化。與三
個月大的年輕對照小鼠相比，二歲大的小鼠表現出一系列的結腸退化
特徵，並有排便頻率減少的便秘現象。

連續服用三個月的煙醯胺單核苷酸 NMN，不但提高了老年小鼠的結腸 NAD$^+$ 濃度，同時改善了排便。研究結果證實，NAD$^+$ 有益於維持結腸健康狀態和重新激活 NAD$^+$ 生物合成，可對抗與年齡相關的胃腸道退化，而且可能可以改善老年便秘引起的不適。

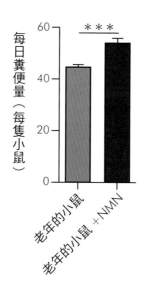

▲ NMN 促進老年小鼠排便。

（Zhu et al, Signal Transduct Target Ther. 2017, 2:17017）

NMN的
逆齡奇蹟

第 17 章

代謝疾病

　　代謝症候群是以下五種疾病中至少三種的組合：腹部肥胖、高血壓、高血糖、高三酸甘油酯和低高密度脂蛋白。它與患心血管疾病和第二型糖尿病的風險有關。在美國，大約百分之二十五的成年人患有代謝症候群。

　　增加體力活動（例如每天步行三十分鐘），以及健康、低熱量的飲食可用來預防代謝症候群。許多研究支持健康的生活方式，也就是改變生活習慣，可以有效防止代謝疾病的發生。飲食中限制碳水化合物可降低血糖，有助於減輕體重，並減少代謝症候群藥物的使用。

糖尿病

　　糖尿病（Diabetes）是代謝疾病，其特徵是長期處於高血糖狀態，症狀包括頻尿、口渴和食慾增加。若不加以治療，糖尿病會引起許多併發症，急性併發症包括酮酸中毒、高滲透性高血糖狀態或死亡，嚴重的長期併發症包括心血管疾病、中風、慢性腎臟病、足潰瘍、神經損傷、眼睛損傷和認知障礙。日本醫師日野原重明（享年一○五歲）

將糖尿病稱為生活習慣病，認為是生活習慣不良所造成的。

糖尿病可分成三種：第一型、第二型和妊娠糖尿病。第二型糖尿病是一種生活習慣病，在當今的社會裡已經成為流行病，主要原因可能是由於高熱量飲食壓垮了我們身體能適應的代謝途徑，而其中的一個途徑是由煙醯胺磷酸核糖基轉移酶（NAMPT，哺乳動物 NAD^+ 生物合成中的限速酶）和 NAD^+ 依賴性去乙醯酶 SIRT1 介導的。

今井真一郎與 NMN

今井真一郎（Shin-ichiro Imai）是出生於日本的美國生物學家，其知名研究領域為哺乳動物去乙醯酶 Sirtuin，以及 NMN 改善糖尿病。他和華盛頓大學研究團隊發現了一種夢幻般的成分 NMN，可以阻止因衰老而導致的身體和器官的衰退，也就是「回春」現象，日文稱為「若返り」。

《NMN 維基百科》首頁寫著：「歡迎來到 NMN 維基。本資源旨在為您提供有關煙醯胺單核苷酸的信息，其首字母 NMN 更為人所知。」其中有段關於今井真一郎的記載：「今井真一郎的父母經常講起他出生的故事，因為他的母親胎盤部分脫離，他活著出生的機率極低，所以他的父母不得不尋找願意承擔接生風險的醫生。這件事促使他在長大後想成為一名醫生。」

「我們希望即使是老年人也能度過更健康、更活躍的時間，並用它來豐富他們的生活，而下一代將看到活潑的老人。我認為，這使社會更加光明。在這個過程中，老年人的寶貴經驗和知識將傳遞給下一

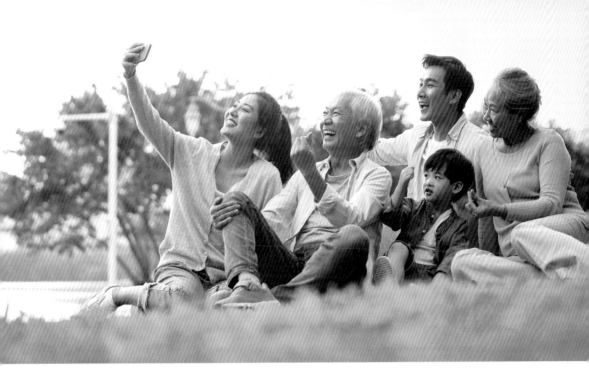

代。我相信，日本未來會成為一個光明而充滿活力的社會。」今井真一郎這句話的背後是他的人生哲學。

在這裡特別介紹今井真一郎的兩個與糖尿病有關的 NMN 研究。二〇一一年，華盛頓大學教授今井真一郎在世界上首次報導了一種在小鼠實驗中對糖尿病具有顯著治療作用的物質的存在。後來證明，NMN 不僅可以改善糖尿病，還可以改善各種器官、眼睛和大腦等與衰老相關的症狀。更奇怪的是，接受這種物質的老鼠的器官幾乎恢復到了年輕的狀態。

「近四五年來，我們在闡明衰老和長壽的系統方面取得了巨大進展。我們開始了解衰老會降低哪些功能。其中，NMN 的作用是全身性的，我們已經發現它具有增強功能的巨大效果。」

二〇一一年，美國華盛頓大學在《細胞代謝》期刊報導，煙醯胺單核苷酸（NMN）可治療飲食和年齡誘發的糖尿病小鼠。NMN 透過恢復高脂飲食誘導的糖尿病小鼠中 NAD^+ 的濃度，改善葡萄糖耐受性。NMN 還可以透過激活 SIRT1 來增強胰島素敏感性。在衰老過程中，NAD^+ 和 NAMPT 含量在多個器官中均顯著降低，而給予 NMN 則改善了年齡誘發的糖尿病小鼠的葡萄糖耐受性。

十年後，今井真一郎的研究團隊將 NMN 應用在人體身上，進行了臨床試驗，發現 NMN 在糖尿病前期女性能提高肌肉胰島素敏感性，研究結果發表於二〇二一年四月《科學》期刊上。

此研究為期十週，採取隨機、安慰劑對照、雙盲試驗以評估補充 NMN 對停經後糖尿病前期超重或肥胖婦女代謝功能的影響。研究者發現在補充 NMN 後，胰島素刺激的葡萄糖代謝和骨骼肌胰島素信號增加，但在安慰劑治療後沒有改變。

結果表明，補充 NMN（250 毫克／天）可增加過重或肥胖的糖尿病前期女性的骨骼肌胰島素信號及胰島素敏感性。

完成本書書稿之後，我寫了一封電子郵件給今井真一郎教授，希望他可以允許我用他科學文章中的兩個圖。他的第一封回信：

　　親愛的劉博士，

　　非常感謝您的電子郵件。關於您的兩個請求，您應該聯繫《細胞代謝》期刊編輯部以獲得版權許可，以便您在書中使用圖形。

　　該期刊擁有這些圖形的版權，未經期刊／出版商的版權許可而使用它們是非法的。因此，請盡快與他們聯繫。

　　非常感謝您的理解。

最好的祝願，
真

今井真一郎，醫生，博士
發育生物學系教授
醫學系（聯合）
華盛頓大學醫學院

他的第二封回信：

謝謝！祝您的書好運！

我回了他的信：

在我的新書中，我介紹了辛克萊博士和您的偉大研究。相信這本書出版後，臺灣或中國的讀者都會熟悉您們的名字。

最好的，
西蒙

NMN 促進胰島素分泌

二〇一一年，英國瑪麗皇后大學在《糖尿病學》期刊報導煙醯胺單核苷酸可防止促炎細胞因子介導的小鼠胰島功能受損。研究發現，長期果糖餵養會導緻小鼠嚴重的胰島功能障礙。胰島 β 細胞衰竭的發生，可能是由於 NAMPT 的分泌降低，導致胰島發炎、β 細胞功能受損。給予 NMN 可改善炎症引起的胰島功能失常，恢復胰島素分泌。

第 18 章

皮膚疾病

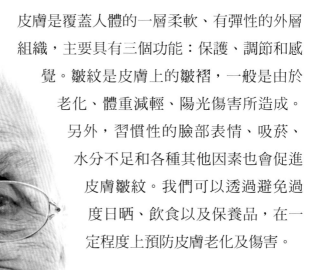

皮膚是覆蓋人體的一層柔軟、有彈性的外層
組織，主要具有三個功能：保護、調節和感
覺。皺紋是皮膚上的皺褶，一般是由於
老化、體重減輕、陽光傷害所造成。
另外，習慣性的臉部表情、吸菸、
水分不足和各種其他因素也會促進
皮膚皺紋。我們可以透過避免過
度日晒、飲食以及保養品，在一
定程度上預防皮膚老化及傷害。

光老化

　　長期暴露於紫外線會導致氧化性皮膚損傷、炎性損傷和皮膚癌。煙醯胺單核苷酸在抗氧化、抗炎和預防其他與年齡相關疾病方面愈來愈受到關注。二〇二一年，中國重慶教育大學在《藥理學前端》期刊報導，煙醯胺單核苷酸 NMN 透過激活 AMPK 信號通路，減少小鼠皮膚光老化損傷。

　　結果表明，NMN 改善了紫外線照射引起的小鼠皮膚損傷，其保護機制可能與激活 AMPK 信號通路有關。本研究為預防和治療皮膚光老化提供了有力的證據。

糙皮病

　　糙皮病是一種由於缺乏菸酸（維生素 B3）所引起的疾病，症狀包括皮膚發炎、腹瀉、癡呆和口腔潰瘍，暴露在陽光或摩擦過的皮膚通常首先受到影響。隨著時間推移，皮膚可能會變黑、變硬、脫皮或流血。

　　西班牙醫生卡薩爾（Don Gaspar Casal）於一七六三年首次描述了糙皮病，如果不給予菸酸治療，最後可能會導致死亡。最近的研究表明，菸酸缺乏可能與阿茲海默症、帕金森病、亨廷頓病、認知障礙或精神分裂症有關。菸酸是煙醯胺腺嘌呤二核苷酸（NAD）的前驅物之一。

皮膚癌

外用煙醯胺對小鼠的光致癌作用具有明顯的預防效果。為了更好的了解這種維生素如何防止紫外線致癌，測試了口服菸酸對提高皮膚煙醯胺腺嘌呤二核苷酸（NAD）含量以及減少光免疫抑制和光致癌的能力。一九九九年，美國亞利桑那大學在《營養與癌症》期刊報導，口服菸酸可防止小鼠的光致癌作用和光免疫抑制。

結果顯示，菸酸可將皮膚癌的發病率從百分之六十八降至百分之二十八，確定了菸酸防止腫瘤形成的潛在機制。補充菸酸能提高皮膚NAD濃度，因此口服菸酸能預防光致癌作用。

在癌症研究領域裡，有一個理論叫做瓦爾堡假說（Warburg hypothesis），根據這個假說，認為癌細胞是由粒線體呼吸作用損傷所導致，因此亦稱為「瓦爾堡癌症理論」。

瓦爾堡是德國生理學家和醫生，一九三一年因「發現呼吸酶的性質及作用方式」被授予諾貝爾生理學或醫學獎。瓦爾堡醫生認為，癌症的產生與腫瘤的生長是由於癌細胞主要通過「無氧糖酵解」產生能量（如ATP），而正常細胞則是透過「氧化丙酮酸」的方式產生能量的。丙酮酸是糖酵解的終產物，最後進入粒線體進行氧化反應。根據瓦爾堡的理論，癌細胞產生的原因便是由於粒線體呼吸作用受到了損傷。

一些學者並不同意瓦爾堡的觀點，認為瓦爾堡效應並非癌症的根本原因。他們認為，癌症是由突變所引起，在惡性轉化的過程中改變了基因表達，最終導致細胞無節制的生長。因此，瓦爾堡所觀察到的現象並非是癌症的起因，而只是癌變所造成的結果。

在二〇一五年的《醫學最前線：治療癌症》（Cancer: The New Trailblazers）紀實片裡，史瓦茲醫師（Laurent Schwartz）談到大部分癌症的發生原因是經由發炎、纖維化，然後轉為癌症。因此，若是能控制這個致癌過程，將會是治療癌症新陳代謝的一個新策略。由於NMN 可抑制器官組織發炎，而且也已被證實能減輕肝、肺、心、腎纖維化，所以對於預防需要時間慢慢演變而成的癌症可能深具潛力。

目前 NAD 和 NAD 前驅物對於癌細胞的作用機制尚不清楚，因此必須等待更多的研究來釐清其中的複雜關係。在這裡要強調的是，癌症患者應採用正統的癌症治療方式，如手術、化療、放療、標靶藥物、個人化精準醫療、免疫療法等，做到早期發現、早期治療，才會有好的預後及結果。

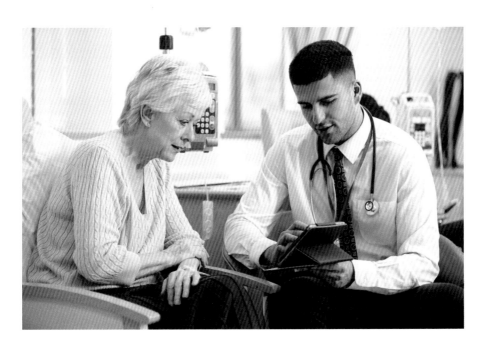

第 19 章

肥胖問題

　　肥胖（Obesity）是過多的身體脂肪累積到可能對健康產生負面影響的程度。身體質量指數（Body Mass Index, BMI），即體重 / 身高的平方（kg/m²）所得出的測量值，超過 30 時，通常被認為是肥胖，25-30 被定義為過重。世界衛生組織建議以身體質量指數來衡量肥胖程度。在亞洲國家一般使用較低的 BMI 值，臺灣國民健康署建議我國成人的 BMI 應維持在 18.5 至 24 之間，太瘦、過重或太胖都有礙健康。過重或肥胖是糖尿病、心血管疾病、惡性腫瘤等慢性疾病的主要風險因素，過瘦則會有營養不良、骨質疏鬆、猝死等健康問題。

　　女人天生愛美。保持苗條的身材相信是每個女人努力奉行的人生必要準則之一。但是，中年以後，女人由於停經的影響或是胃口突然變得特別好，會造成體型不由自主的橫向發展，因此減肥的念頭便會經常出現在女人的腦海中。當然，男人偶而也會有這些念頭，只是出現的頻率較低而已。

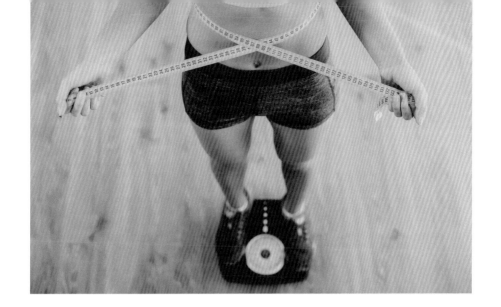

減重

二〇一六年，美國華盛頓大學在《細胞代謝》期刊報導，長期給予煙醯胺單核苷酸（NMN）可減輕小鼠衰老造成的生理功能下降。體內 NAD^+ 的濃度隨著年齡的增長和某些疾病的關係而降低。NMN是關鍵的 NAD^+ 前驅物，已證明可以增強 NAD^+ 的生物合成並改善小鼠疾病模式中的各種病理。

小鼠給予十二個月的 NMN，口服 NMN 很快在組織中合成 NAD^+。NMN 可有效緩解年齡相關的生理衰退，而且沒有任何明顯的毒性或有害作用。

NMN 抑制了年老引起的體重增加、增強了能量代謝、促進體能、改善了胰島素敏感性及血漿脂質分布、眼功能和其他病理症狀。給予不同劑量的 NMN（100 和 300 毫克／公斤），能使小鼠的平均體重分別減輕百分之四和百分之九。

消脂

二〇一七年，澳洲新南威爾斯大學在《科學報告》期刊報導，煙醯胺單核苷酸（NMN）補充劑及運動可改善小鼠肥胖及高血脂。

運動通過增加煙醯胺腺嘌呤二核苷酸（NAD^+）的水平，上調粒線體生物發生或功能來部分改善新陳代謝。該研究也證明，NMN可以逆轉高脂肪飲食造成的負面影響。

兩種干預措施都減少了肥胖，並顯示出葡萄糖耐量和粒線體功能的適度改善。NMN對肝臟脂肪分解代謝和合成的影響似乎比運動更強。這些干預措施似乎對代謝最受挑戰的小鼠（肥胖母親的食用高脂的後代）發揮了最大的整體效益。這項工作鼓勵進一步研究，以確認NMN是否適用於逆轉與母體肥胖相關的代謝功能障礙。

間充質基質細胞（MSC）可以分化為各種細胞類型，包括成骨細胞、軟骨細胞和脂肪細胞。這種細胞靈活性有助於MSC在組織修復中的廣泛臨床應用。

二〇一九年，中國中山大學在《細胞死亡與疾病》期刊報導，煙醯胺單核苷酸透過SIRT1調節老年骨髓中的間充質基質細胞，促進骨質新生和減少脂肪生成。實驗證實，煙醯胺單核苷酸有效的促進了體外和體內間充質基質細胞的擴增，增強了成骨作用，同時減少了脂肪生成。

第**20**章

肌肉疾病與其他全身作用

　　日本作家村上春樹喜歡跑步，曾寫了《關於跑步，我說的其實是…》一書。他三十歲時因為戒菸而體重增加，為了減肥開始接連不斷的跑，曾跑完雅典的馬拉松，也參加波士頓馬拉松比賽，每天幾乎都跑十公里。

　　今年七月東京舉辦因新冠疫情而延一年的二〇二〇奧運會，其中一位參賽的體操選手特別引人注目，她是代表烏茲別克出賽的丘索維金娜（Chusovitina）。她締造了連續參加八屆奧運會的新紀錄，並以四十六歲的「體操超高齡」站上奧運賽場，背後有一段感人的故事──希望贏得參賽獎金為兒子治病。

　　人會衰老，就像日本九十三歲的《京之櫻》作者佐野藤右衛門說的，如同太陽下的冰塊，會慢慢溶化。即使如此，我們還是要奮力一搏。跑步需要強健的肌肉、毅力、耐力，尤其是馬拉松長跑。為了完成更多的夢想，我們要持續向前奔跑。丘索維金娜說：「每個人都要懷有希望，向著目標前進就一定能實現。」

　　而能夠幫助我們向逆齡目標前進的，NMN 是其中之一。

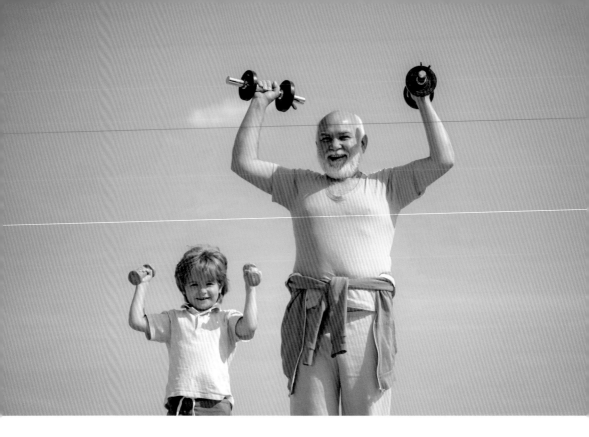

肌少症

肌肉減少症（Sarcopenia），簡稱肌少症，是一種隨著年齡增長或長期不動而發生的肌肉喪失（肌肉萎縮）。它的特徵是骨骼肌重量、品質和力量的消退。肌肉損失的速度取決於年紀、運動、營養和其他因素。

哈佛醫學院健康出版社的一篇文章指出，肌少症是一種自然發生的老化過程，人類三十歲以後，每十年會損失多達百分之三到五的肌肉。大多數男人一生會失去大約百分之三十的肌肉量。肌肉的喪失與感染風險增加，免疫力降低和傷口癒合不良有關。肌肉萎縮伴隨的無

力，導致跌倒、骨折、肢體殘疾、生活質量下降、死亡率和醫療費用增加。

在健康人群中，骨骼肌質量和強度受損的原因已得到充分研究，與年齡和病理相關的肌少症則鮮為人知。二〇一九年，瑞士雀巢研究公司在《自然通訊》期刊發表了人類肌肉減少症的粒線體氧化能力和 NAD^+ 生物合成降低的論文。

此研究比較了來自新加坡，英國和牙買加的一百一十九位老年男性肌少症和年齡匹配的對照人群。結果發現，肌少症的個體顯示出骨骼肌中粒線體功能異常，證明了粒線體代謝在老年人骨骼肌質量和功能喪失中扮演著重要角色。因此，補充 NMN 或其他 NAD 前驅物是很具潛力的治療策略。

肌肉萎縮

二〇一七年，美國密蘇里大學在《細胞報告》期刊報導，成年小鼠投射神經元中 NAMPT 的缺失導致運動功能障礙、神經變性和死亡。

煙醯胺磷酸核糖轉移酶（NAMPT）是哺乳動物 NAD^+ 生物合成途徑的限速酶。NAMPT 缺失會導致粒線體功能障礙、肌纖維類型轉換和肌肉萎縮，以及神經肌接頭的突觸功能缺陷。當用煙醯胺單核苷酸（NMN）治療時，小鼠表現出運動功能缺陷減少和壽命延長。

耐力增強

哈佛大學辛克萊教授在他的書裡描述，二〇一七年的秋季某個早晨，一位博士後研究人員跟他說：「出問題了！」辛克萊教授的馬上反應是：這顯然不是一天好的開始。他為最壞的情況做準備，深吸了一口氣後問：「發生了什麼事？」

研究人員跟他說：「是老鼠啊，牠們一直跑個不停！」

實驗時用 NAD 促進劑 NMN 餵養年老的小鼠一段時日之後，結果牠們在跑步機上一直跑、一直跑，最後超過設定的三公里最上限，對小鼠來說等於是跑了超級馬拉松，最終造成跑步機必須重設跑步距離上限。以下就是這個弄壞跑步機的小鼠超馬選手的實驗。

二〇一八年，美國哈佛醫學院在《細胞》期刊報導，內皮 NAD 信號網絡的受損是血管老化的原因。毛細血管密度和血流量隨著年齡的增長而下降，是死亡率和發病率的主要原因。

NAD 前驅物透過激活調節運動和飲食限制益處的去乙醯酶（SIRT1-SIRT7）來部分逆轉衰老。內皮細胞中的 SIRT1 是肌細胞分泌的促血管生成信號的關鍵介質。用 NAD^+ 促進劑煙醯胺單核苷酸（NMN）治療小鼠，透過促進 SIRT1 依賴性毛細血管密度的增加，改善老年小鼠的血流量和耐力。

這對改善流向器官和組織的血流量、提高人類表現，以及重建老年人活動能力具有重要意義。

失血性休克

二〇一八年，美國賓州大學在《JCI 洞察力》期刊報導，煙醯胺單核苷酸保留粒線體功能並增加失血性休克的存活率。

出血性休克會消耗煙醯胺腺嘌呤二核苷酸（NAD）並導致代謝紊亂，在嚴重的情況下，即使在恢復血容量和血壓後也無法克服。然而，目前治療急性失血的策略並不針對細胞代謝。我們假設補充煙胺單核苷酸（NMN），即 NAD 的直接生物合成前體，將支持細胞能量學並增強對失血性休克的生理彈性。

NMN 將動物在復甦前承受嚴重休克的時間增加了近百分之二十五，並顯著提高了復甦後的存活率。結果證明，NMN 顯著減輕炎症，改善細胞代謝，並促進失血性休克後的存活率。

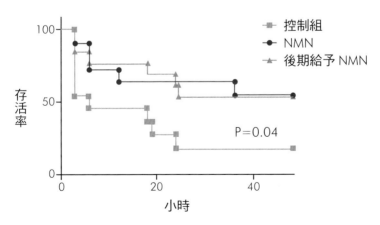

▲ NMN 提高失血性休克後存活率。
（Sim et al, JCI Insight. 2018, 3(17):120182）

傷口癒合

二〇一七年，美國芝加哥大學在《科學報告》期刊報導，小鼠表皮 SIRT1 調節炎症、細胞遷移和傷口癒合。Sirtuins（SIRT1-7）是 NAD 依賴性蛋白，具有去乙醯酶和 ADP 核糖基轉移酶的活性。SIRT1 是哺乳動物 Sirtuin 族中蛋白質的原始成員，在衰老和疾病中發揮多種作用。

使用皮膚特異性小鼠模式證明，表皮 SIRT1 在傷

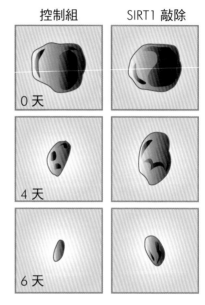

▲ SIRT1 敲除後，傷口不易癒合。

口修復中起著至關重要的作用。表皮中的 SIRT1 調節小鼠的細胞遷移、氧化還原反應、炎症、表皮再上皮化、肉芽形成和適當的傷口癒合。SIRT1 敲除後，傷口不易癒合。NMN 能激活 SIRT1，所以有助於傷口癒合。

DNA 修復

二〇二〇年，美國南阿拉巴馬大學在《科學報告》期刊報導，細胞外 NAD^+ 增強 PARP 依賴性 DNA 修復能力。損害粒線體功能的煙醯胺腺嘌呤二核苷酸（NAD^+）濃度變化，會觸發造成 DNA 破壞的活性氧釋放。NAD^+ 濃度也會影響 DNA 修復能力，因為 NAD^+ 是 PARP 酶和去乙醯酶 Sirtuin 的受質。

細胞內 NAD^+ 濃度的降低抑制了 DNA 修復，並累積 DNA 損傷。此外，減少的 NAD^+ 降低了修復 DNA 損傷的能力。透過 NAD^+ 或 NMN 補充劑可逆轉這些結果。

維持端粒長度

端粒（Telomere）是一段重複核苷酸序列區域，位於染色體末端。它們保護染色體 DNA 的末端使其免於被降解，並防止 DNA 修復系統將 DNA 鏈的最末端誤認為雙鏈斷裂，以確保染色體的完整性。

一九七〇年代，耶魯大學博士後研究員布列克本（Elizabeth Blackburn）與同事發現了端粒的不尋常性質，其簡單的重複 DNA 序列構成了染色體末端。她與另外二位科學家因發現染色體如何受端粒和端粒酶保護而獲得二〇〇九年諾貝爾生理學醫學獎。端粒縮短與衰老、死亡及衰老引起的疾病有關。

二〇一九年，美國貝勒醫學院在《細胞代謝》期刊發表論文，題為〈端粒功能障礙導致 Sirtuin 抑制，從而導致端粒依賴性疾病〉。端粒縮短與幹細胞衰退、纖維化疾病和過早衰老有關，但機制尚未完全清楚。端粒酶敲除小鼠肝臟中，端粒縮短導致 Sirtuin 抑制。

　　給予 NAD$^+$ 前驅物煙醯胺單核苷酸 NMN 可維持端粒長度，抑制 DNA 損傷，改善粒線體功能，並以 SIRT1 依賴性方式挽救肝纖維化。SIRT 是端粒功能障礙的原因之一，增加 SIRT1 活性可以穩定端粒並減輕端粒依賴性疾病。除了 SIRT1 外，SIRT6 也有維持端粒長度的作用。

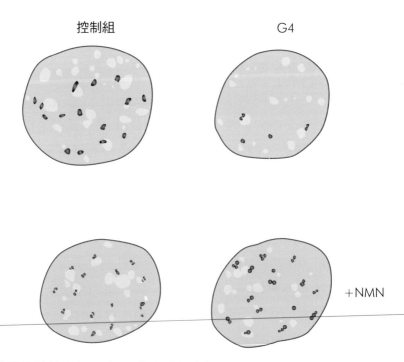

▲ NMN 能維持端粒長度。（G4 代表端粒酶基因敲除第四代，端粒縮短）

抗輻射

　　間充質基質細胞（MSC）可以分化為各種細胞類型，包括成骨細胞、軟骨細胞和脂肪細胞。這種細胞靈活性有助於 MSC 在組織修復中的廣泛臨床應用。二〇一九年，中國中山大學在《細胞死亡與疾病》期刊報導，煙醯胺單核苷酸透過 SIRT1 調節老年骨髓中的間充質基質細胞，促進骨質新生和減少脂肪生成。

　　煙醯胺單核苷酸（NMN），一種關鍵的天然 NAD$^+$ 中間體，有效的促進了體外和體內 MSC 的擴增。體外擴增的 MSCs 增強了成骨作用，但減少了脂肪生成。NMN 補充劑刺激了內源性 MSC 的成骨，並保護骨骼，使小鼠免受輻射損傷。

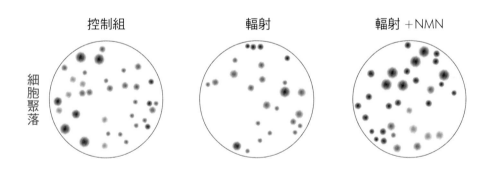

▲ NMN 減少輻射造成的細胞死亡。

抗炎

發炎的五個基本特徵是紅、腫、熱、痛、功能喪失。慢性炎症與多種疾病有關，例如花粉症、牙周病、動脈粥樣硬化和骨關節炎。環氧酶（Cyclooxygenase, COX），正式名稱為前列腺素內過氧化物合成酶，在體內負責形成前列腺素和血栓素。前列腺素會造成炎症反應。抑制環氧酶可以緩解炎症和疼痛。非類固醇抗炎藥，例如阿斯匹靈和布洛芬，透過抑制環氧酶發揮止痛、消炎、退燒作用。

說到抗炎，這裡有個小故事。世間的許多事似乎都需要靠機緣。二〇一九年秋天，我受邀去河南開封演講，會後參觀了嵩山少林寺、洛陽龍門石窟。在鄭州逗留時，收到一封陌生朋友的電子郵件，希望我飛去三亞談脂質體合作事宜，機票食宿都由他招待。原來他在網上看了我寫的《脂質體：包覆健康的小球》，所以主動聯繫我。這位朋友畢業於北京大學商學所，商業嗅覺特別敏銳，家住加拿大多倫多。海南島停留期間，我們相談愉快，此行不但住在寬敞的洲際飯店，也遊覽了充滿熱帶風情的亞龍灣。

前一陣子喝冰水或熱水都會牙齦痛，有時持續很久，相當不舒服。受不了時會服用止痛劑來暫時紓解疼痛。剛好收到這位朋友從加拿大寄來的 NMN 膠囊（300 毫克），於是每天吃一顆。吃到第三天後，牙齦痛逐漸消失，之後就都不痛了，效果似乎比止痛劑還好。於是上 PubMed 網站查看 NMN 的抗炎作用，結果證明確實如此。

二〇二一年七月，中國清華大學在《分子生物學前沿》期刊報導，NMN 透過降低巨噬細胞中環氧酶 COX-2 的表達，減輕脂多醣

誘導的炎症和氧化壓力。

　　巨噬細胞激活是控制感染的重要過程，但持續的巨噬細胞激活會導致慢性炎症和疾病，如腫瘤進展、胰島素抵抗和動脈粥樣硬化。補充 NMN 會增加細胞 NAD$^+$ 水平，減少細胞因子的產生，改善發炎症狀。

　　研究發現，在 NMN 處理的細胞中，環氧酶 COX-2 表達顯著降低，前列腺素 PGE2 的含量也降低，表明 NMN 透過此途徑抑制巨噬細胞活性。因此，補充 NMN 可抑制巨噬細胞活化，達到抗炎效果。

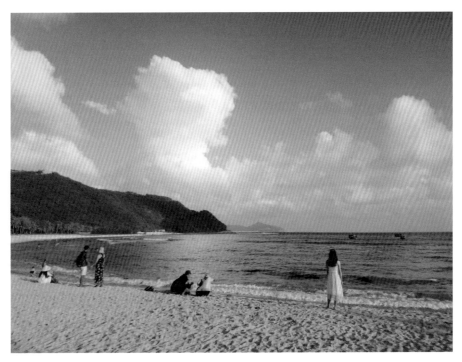

▲海南三亞，洲際飯店。

生髮

　　頭髮稀疏和脫落是衰老的顯著特徵。這些特徵主要歸因於毛囊幹細胞枯竭、功能下降和長期休眠。在老年小鼠中，由於毛囊靜止和激活信號間的不平衡，毛囊幹細胞通常無法開始新的毛髮週期。

　　SIRT7 的喪失會加速小鼠的衰老。頭髮生長障礙是老年人的共同特徵。與年輕小鼠（三個月大）相比，老年小鼠（十八個月大）毛囊中 SIRT7 的表達顯著降低，而 SIRT1 和 SIRT6 在表達水平上僅表現出輕微的變化。

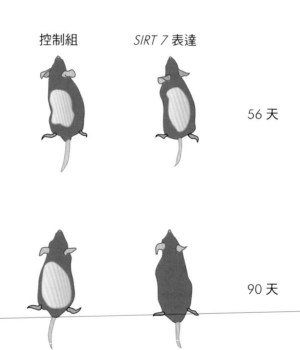

控制組　　　SIRT 7 表達

56 天

90 天

▲ SIRT7 過度表達促進毛髮生長。

二〇二〇年，中國中南大學在《EMBO 期刊》中報導，SIRT7 激活靜止的毛囊幹細胞以確保小鼠的毛髮生長。毛囊幹細胞在被激活前一直保持靜止狀態。小鼠 SIRT7 的缺失阻礙了毛囊生命週期從休止期到生長期的轉變，導致毛髮生長延遲。相反，休止期期間的 SIRT7 過度表達，促進了毛囊幹細胞生長期的進入，並加速了頭髮的生長。

　　SIRT7 在老年毛囊幹細胞中下調，外源性 SIRT7 過度表達促進老年動物的毛髮生長。這些數據表明，SIRT7 通過激活毛囊幹細胞，以確保毛囊周期的啟動。由於 NMN 能激活 SIRT7，所以我們可以合理推測，NMN 有促進毛髮生長的潛力。

第21章

睡眠問題

「春眠不覺曉，處處聞啼鳥，夜來風雨聲，花落知多少。」唐朝詩人孟浩然寫的這首五言絕句，相信上過小學的每個中國人都能夠背出來，詩中描繪出極簡派的意境。春天氣候暖和，夜裡睡得很甜，連天亮了也不知道。他應該是中國文人裡睡眠品質最好的一個，不像其他許多憂國憂民一堆鄉愁半夜還睡不著的詩人。

如果人生三分之一的時間都能睡得很好，也可以算是不「虛度」人生了。

生理時鐘失調

睡眠是一種自然反復出現的身體與心靈狀態，其特徵是意識改變、感覺活動下降、肌肉活動減少，以及在快速動眼期時隨意肌受到抑制，與周圍環境幾乎無互動。人類可能患有各種睡眠障礙，如失眠、嗜睡、睡眠呼吸暫停等，異睡症則包括夢遊、磨牙和晝夜節律睡眠障礙。一般老年人常會有凌晨三四點醒來，然後不易再入睡的問題。

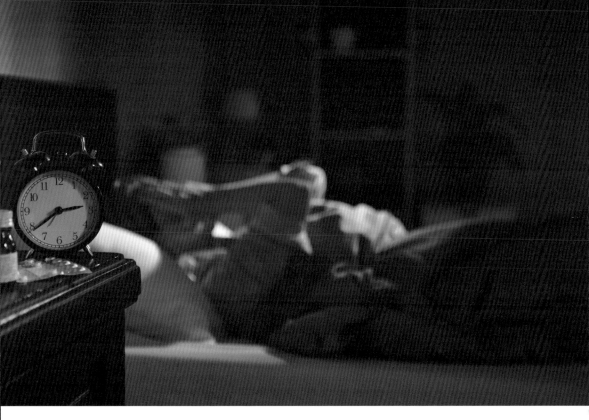

　　睡眠／覺醒和晝夜節律紊亂，是與代謝疾病和 NAD^+ 濃度降低相關的衰老特徵。二〇二〇年，美國西北大學在《分子細胞期刊》報導，NAD^+ 控制晝夜節律以對抗衰老。補充 NAD^+ 前驅物煙醯胺核苷（NR）可顯著重新編程代謝和壓力反應途徑。在老年小鼠中，晝夜節律可透過 NAD^+ 的補充而恢復到年輕的水平。

　　結果顯示，NAD^+ 對新陳代謝和晝夜節律具有明顯的影響。此動物實驗證明，補充 NAD^+ 或許能將老年人的睡眠調整為年輕人的狀態，從而改善睡不著的困擾。

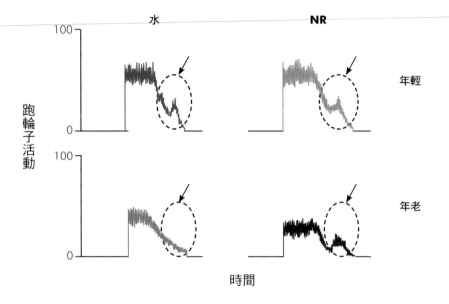

▲ NR 改善晝夜節律，恢復到年輕狀態。

　　二〇二〇年，瑞士日內瓦大學在《分子細胞》期刊也發表一篇論文，闡述 NAD$^+$ 使生物時鐘恢復活力。煙醯胺腺嘌呤二核苷酸（NAD$^+$）可以透過核心時鐘蛋白的 SIRT1 依賴性去乙醯化來恢復老年小鼠的正常晝夜節律。因此，提高體內 NAD$^+$ 濃度，對於改善睡眠品質應該會有正面的效應。

第22章

COVID-19 新型冠狀病毒肺炎

二〇二〇年是改變全世界人類生活的一年。世界衛生組織於二〇二〇年三月十一日宣佈新型冠狀病毒肺炎（簡稱新冠肺炎）全球大流行。由於新冠肺炎的出現，到目前為止不僅感染了全世界一億七千多萬的人口，更使各國三百七十多萬條人命從此消失。

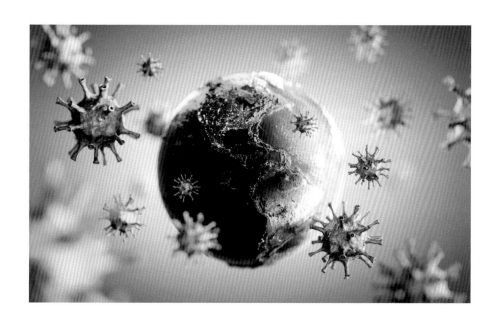

據臺灣科技政策研究與資訊中心二○二一年六月十一日資料顯示，確診者以美國居首（3400多萬例）、其次印度（2900多萬例）、巴西（1700多萬例）、法國（570多萬例）、土耳其（530多萬例）、俄羅斯（510多萬例）、英國（510多萬例）、義大利（420多萬例）等。累積死亡也是美國居首（61多萬例），其次為巴西（48多萬例）、印度（36多萬例）、墨西哥（22多萬例）、秘魯（18多萬例）、英國（12多萬例）、義大利（12多萬例）、俄羅斯（12多萬例）、法國（11多萬例）等。

此次疫情造成人類慘痛的損失，幸好針對新冠肺炎的藥物與疫苗相繼被開發出來，疫情大流行的恐慌因此漸漸平息。大流行期間，有慢性疾病的老年人在面對新冠肺炎時最為脆弱，致死率最高，對於提升NAD$^+$濃度是否能降低死亡率，新的假說和實驗論證也陸續被提出來。

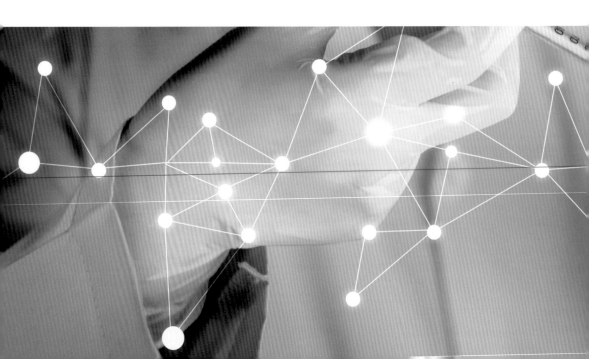

二〇二〇年九月，巴林提出假說

　　與衰老相關的生物功能下降是導致人類發病率和死亡率增加的重要因素。生物功能惡化包括心臟功能下降，肺部氣體交換受損，免疫功能減弱。在衰老過程中，身體細胞免疫反應會發生許多變化，如促炎細胞因子增加，淋巴細胞減少，抗原呈遞細胞數量增加，整體免疫反應受損。

　　衰老與端粒長度的逐漸縮短有關。端粒位於染色體末端，在保持染色體穩定性方面有重要的作用。此外，因為免疫細胞對端粒的縮短極為敏感，端粒縮短會對免疫細胞的功能和發育產生不利影響。這些不利變化增加了嚴重感染的易感性、住院風險，甚至死亡風險。

　　二〇二〇年，巴林脈搏健康培訓中心在《感染與公共衛生期刊》報導中提出假說，NAD$^+$ 作為衰老相關免疫調節劑對 COVID 19 感染的影響。

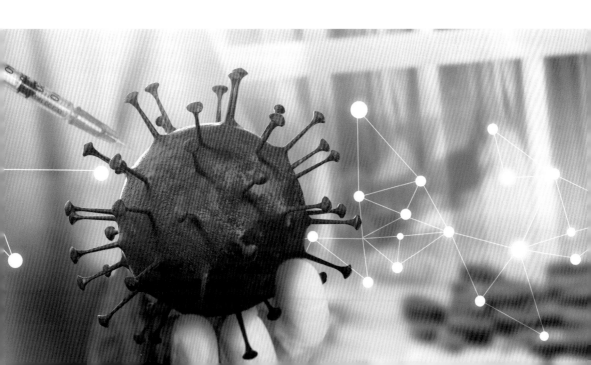

由於免疫功能受損、細胞因子風暴和呼吸功能缺陷，老年COVID-19 患者面臨真正的併發症風險。使用煙醯胺腺嘌呤二核苷酸NAD$^+$ 等抗衰老免疫調節因子，可以透過其有效的免疫調節和延長壽命效應，最大限度減少這些風險。

NAD$^+$ 可以防止促炎細胞因子過度激活，而且增加 NAD$^+$ 濃度也會穩定端粒，這對免疫細胞功能有正面的影響，或許能減輕新冠肺炎症狀。

二〇二〇年十一月，南非進一步探討

二〇二〇年，南非開普敦研究單位在《醫學假說》期刊發表論文，題為：〈COVID-19：NAD$^+$ 缺乏可能透過其對 SIRT1 活性的影響，使老年、肥胖和二型糖尿病患者容易死亡〉。

COVID-19 過度炎症反應與高死亡率有關。這一假設表明，煙醯胺腺嘌呤二核苷酸（NAD$^+$）的缺乏，可能是 COVID-19 疾病和死亡風險的主要因素。NAD$^+$ 濃度隨著年齡的增長而下降，而且在患有高血壓、糖尿病和肥胖症的情況下也會降低。這些群體在感染COVID-19 後死亡率很高。

進一步消耗 NAD$^+$ 有可能通過對 SIRT1 產生的限制，導致疾病進展到嚴重發炎階段，因此這些群體死亡率可能變高。使用 NAD$^+$ 和SIRT1 激活劑，或許可以將疾病的嚴重程度降至最低。如果得到證實，對 COVID-19 的控制將產生深遠的影響。

二〇二〇年十二月，美國初步論證

　　二〇二〇年，美國愛荷華大學在《生物化學期刊》發表一篇關於冠狀病毒感染和 PARP 表達失調及 NAD 的研究。COVID-19 感染顯著上調了 PARP 蛋白，同時下調其他 NAD 生物合成途徑。PARP 的過度表達會降低細胞 NAD 濃度。提高 NAD 濃度可能可以增強對冠狀病毒的先天免疫，或許也能降低 COVID-19 新冠肺炎的致死率。

第23章

青春之泉——NMN

　　特萊維噴泉（Trevi Fountain））是義大利羅馬的一座噴泉，由建築師尼古拉薩維設計建造。它是該市最大的巴洛克式噴泉，也是世界上最著名的噴泉之一。這座噴泉出現在幾部著名的電影中，包括一九五三年的《羅馬假期》、一九五四年的《噴泉中的三枚硬幣》，以及一九六〇年的《甜蜜生活》等。當年在羅馬時，曾在這裡投了一枚硬幣，因為它代表著未來還會再回到這座永恆之城。據說，硬幣應該用右手從左肩上方扔進背後的噴泉裡。

　　兩百多年已飛逝，羅馬的特萊維噴泉依然清澈透亮，似乎在告訴我們時間的祕密。那麼，我們想問的是，本世紀的科學家是否也為我們找到了生命的「青春之泉」呢？它又隱藏著什麼樣的祕密？

抓住流逝的時光

二〇一八年《時代》雜誌的一篇訪談文章裡，哈佛醫學院老化生物學中心主任辛克萊教授說：「NAD$^+$是我們最接近青春之泉的東西。它是生命存活最重要的分子之一。沒有它，你將在三十秒內死亡。」

二〇一七年，在《科學》雜誌上的一項研究中，辛克萊和他的同事們將一滴已知能提高NAD$^+$濃度的化合物滴入水中，用於一組小鼠。在幾個小時內，小鼠中的NAD$^+$濃度顯著上升，大約一週後，年老小鼠組織和肌肉的衰老跡象明顯被逆轉，研究人員無法分辨出二歲老鼠和四個月大老鼠之間的差異。

辛克萊教授每天服用NMN。有趣的是，他說他不再像過去那樣會有宿醉或時差，他說話速度變得更快，而且感覺更年輕，頭腦更清晰。他的父親也服用。「他已經七十八歲了，過去表現得像小熊維尼故事裡的小毛驢，」辛克萊說，「現在，他要進行六天的遠足，並環遊世界。」

有一首日本歌曲《細雪》在臺灣被翻唱成國語歌，歌名是《能不能留住你》，慎芝作詞。裡面幾段歌詞是這樣的：「你好比手中沙，雖然緊緊把握住，它卻無情地悄悄地流失。海面微風浪又起，啊，誰知道能不能留住你。撿起一枚小貝殼，讓它時刻跟隨你，幾分情幾分意，盡在貝殼裡。」

時間是沙，它無聲無息的從我們手中流失。你我都想問的是，能不能留住它呢？當我們俯身撿起海邊的那枚小貝殼，希望小貝殼是NMN，也願它從此能時刻跟在我們身旁。

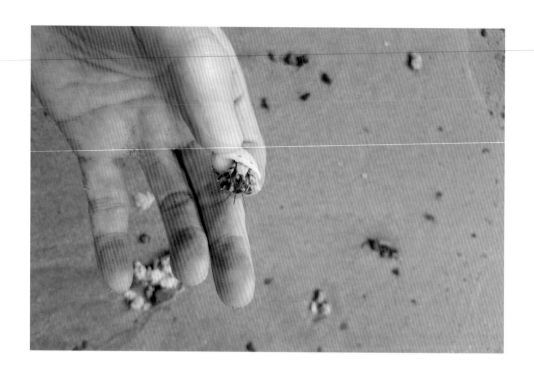

　　《大亨小傳》（*The Great Gatsby*）有一段令人難忘的話：

　　「我在紐約度過了我的星期六晚上，因為他那些閃閃發光、令人眼花撩亂的派對在我身邊如此生動，以至於我仍然可以聽到他花園裡的音樂和笑聲，微弱而持續不斷，還有他的車道上來去的汽車。一天晚上，我確實聽到那裡真的有一輛車，看到它的車燈停在他的前門台階上。但是我沒有去查看。大概是某個遠在天涯海角的最後一位客人，不知道派對已經結束。」

　　《小島來了陌生爸爸》電影中，男孩也問：「地球上最後一隻恐龍在去世前，知道牠是最後一隻嗎？」

人生的派對總是令人留戀。可惜生命短暫，而且派對終會結束。但是，如果可以的話，我們能否在這個世界待得更久呢？

逆轉年齡的奇蹟

近五年來，經由美國、中國、日本和世界其他各國科學家們的努力，NMN 和 NAD 前驅物對逆轉老化和疾病的研究，已經有了非常出色的成績。它們不但能延長壽命，對以下病症皆有改善或逆轉的效果。

- **腦部**：阿茲海默症、認知缺陷、帕金森症、小腦萎縮症、憂鬱症、自閉症、焦慮、精神分裂症
- **眼睛**：白內障、青光眼、黃斑部病變、角膜病變、視網膜退化
- **耳朵**：聽力喪失
- **肝臟**：脂肪肝、肝纖維化、肝臟再生
- **肺部**：慢性阻塞性肺病、氣喘、肺纖維化
- **腎臟**：急性腎損傷、腎纖維化、尿毒症
- **神經系統**：漸凍症、運動神經缺失、佛萊德瑞克氏運動失調、萊氏症候群、瓦勒氏退化
- **生殖系統**：女性高齡不孕、卵母細胞品質、先天性畸形、男性性功能問題
- **骨骼**：骨質疏鬆、椎間盤退化

- ■ **心血管**：血脂異常、動脈粥樣硬化、心臟衰竭、心臟肥大、心纖維化、高血壓、中風、血管老化造成循環不良、造血作用不足
- ■ **免疫系統**：全身紅斑性狼瘡、多發性硬化症、牛皮癬、全身性硬化症、類風濕性關節炎
- ■ **腸道**：結腸炎、結腸退化性便秘
- ■ **代謝**：糖尿病、促進胰島素分泌
- ■ **皮膚**：光老化、糙皮病、皮膚癌
- ■ **肥胖**：減重、消脂
- ■ **肌肉、耐力與其他全身作用**：肌少症、肌肉萎縮、耐力增強、失血性休克、傷口癒合、DNA修復、維持端粒長度、抗輻射、抗炎、生髮
- ■ **睡眠**：生理時鐘失調
- ■ **COVID-19 新型冠狀病毒肺炎**

二〇一九年，日本富山大學在《生物醫學期刊》中報導，NAD對代謝異常的正面影響。透過體內一些關鍵酶調節能量代謝，DNA損傷修復，基因表達和壓力反應，總結了NAD對代謝疾病的影響及最新知識，並討論近期人類臨床試驗的結果。

日本慶應義塾大學最近進行的一項人體研究表明，男性服用五百毫克NMN是安全的。目前有多項人體臨床試驗正在進行，研究結果發表在二〇二〇年的《內分泌學期刊》。

因此我們獲得了一個初步結論，首先也是最重要的，那就是 NMN 是安全的。另外，口服 NMN 能增加人體內 NAD 濃度，對許多老化及代謝疾病都有明顯的作用。

長壽的意義

美國雜誌《WIRED》日文版有篇文章提到，尼采在他的著作《偶像的暮光之城》中說，「人應該在該去世的時候去世。」從某種意義上說，在你的餘生中，最終離開這個世界是很重要的，但最重要的是你的一生是否充實，是否快樂。

辛克萊教授在他的書中談到了長壽的意義。他對這個議題並沒有給予長篇的敘述，僅在書本前頁的獻辭上寫著：「獻給我的曾曾曾孫，我很期待與你們見面。」

辛克萊教授也談到他的父親。有一次，在他獲頒科學研究傑出貢獻獎的頒獎典禮上，他的父親和家人在一旁觀禮，他心想：「這就是長壽的意義，父母可以參與你人生的重要時刻。」

他的父親後來告訴他，當站在一旁觀禮時，心想：「這就是長壽的意義，陪伴孩子度過人生的重要時刻。」

接著呢⋯⋯一百歲的人生要如何過？

在日本 NHK 的一個節目中，英國暢銷書作者格拉頓教授（Prof. Lynda Gratton）接受了視訊訪問。她的書《百歲人生：長壽時代的生

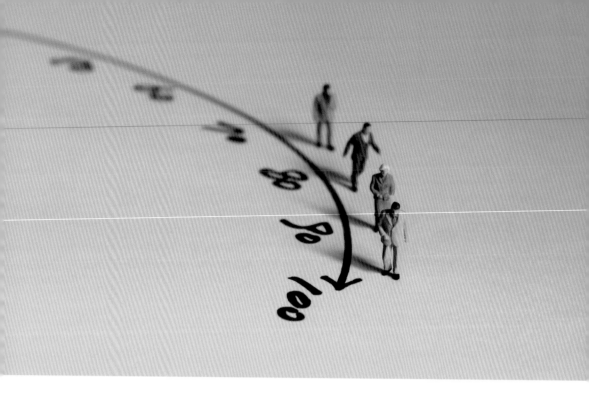

活和工作》，探討了長壽對個人和社會所帶來的影響。

　　節目中提到傳統的人生三階段：求學→工作→退休。但是當壽命增加後，未來的生活將不再限於這三階段，而可能變成求學→工作→培養新技能→工作→培養新技能→工作，也就是會從三階段變成多重階段，並且這中間會出現許多過渡期。

　　長壽帶給人們的好處是讓我們能重新規畫時間，不僅僅是工作、娛樂，或是花時間在發呆、吃飯、又發呆，而是更能專注於投資自己。長壽代表着我們會面對更多轉變，經歷更多不同形態的工作，以及有更多的個人選擇，讓我們有機會重新打造自己的人生。

　　長壽，是上天賜給我們的最好禮物。

國家圖書館出版品預行編目資料

NMN的逆齡奇蹟／劉景仁著.——初版.——臺中市：晨星出版有
限公司，2021.10
面；公分.——（健康與飲食；140）

ISBN 978-626-7009-89-5（平裝）

1. 營養 2. 健康法 3. 保健常識

411.38　　　　　　　　　　　　　　　110015342

健康與飲食
140

NMN的逆齡奇蹟

可至線上填回函！

作者	劉景仁
主編	莊雅琦
執行編輯	洪絹
校對	劉景仁、洪絹
網路編輯	邱韻臻
封面設計	王大可
美術編排	林姿秀
創辦人	陳銘民
發行所	晨星出版有限公司
	407台中市西屯區工業30路1號1樓
	TEL：04-23595820　FAX：04-23550581
	E-mail：service-taipei@morningstar.com.tw
	http://star.morningstar.com.tw
	行政院新聞局局版台業字第2500號
法律顧問	陳思成律師
初版	西元2021年10月15日
	西元2022年4月15日（二刷）
讀者服務專線	TEL：02-23672044／04-23595819#212
讀者傳真專線	FAX：02-23635741／04-23595493
讀者專用信箱	service@morningstar.com.tw
網路書店	http://www.morningstar.com.tw
郵政劃撥	15060393（知己圖書股份有限公司）
印刷	上好印刷股份有限公司

定價 350 元
ISBN　978-626-7009-89-5